U0208742

急救技术与创伤救治

主　编　何乾峰　薛　峰

副主编　赵艳华　丁彩霞

编　者　（按姓氏笔画排序）

卫　攀　王伯良　王慧萍　田小溪　卢文婧
白　惠　仲月霞　刘佩肖　刘毓英　张方圆
张玉莲　李卉梅　吴玉燕　张华丽　杨亚芸
李　彤　何佩瑶　张　俊　陈　玲　李洁琼
陈　艳　苏晓丽　张　敏　杨　萍　张燕燕
郎红娟　金静芬　苑　静　柏　玲　姚茹月
胡雪慧　班　菲　徐璐瑶　蒋　玮　樊惠强

第四军医大学出版社·西安

图书在版编目（CIP）数据

急救技术与创伤救治 / 何乾峰，薛峰主编．—西安：第四军医大学出版社，2023.4

ISBN 978－7－5662－0978－8

Ⅰ.①急…　Ⅱ.①何…②薛…　Ⅲ.①急救②创伤-治疗　Ⅳ.①R459.7②R641

中国国家版本馆 CIP 数据核字（2023）第 068526 号

JIJIU JISHU YU CHUANGSHANG JIUZHI

急救技术与创伤救治

出版人：朱德强　　责任编辑：张志成

出版发行：第四军医大学出版社

地址：西安市长乐西路 17 号　邮编：710032

电话：029－84776765　　传真：029－84776764

网址：https：//www.fmmu.edu.cn/press/

制版：西安聚创图文设计有限责任公司

印刷：陕西中财印务有限公司

版次：2023 年 4 月第 1 版　　2023 年 4 月第 1 次印刷

开本：889×1194　1/32　　印张：10.25　　字数：200 千字

书号：ISBN 978－7－5662－0978－8

定价：58.00 元

前言

国家卫健委、各级卫生行政机构对医院五大中心建设不断推进，尤其是《进一步改善医疗服务行动计划（2018—2020年）》要求医疗机构“以危急重症救治为重点，创新急诊急救服务”；加之人口老龄化及心脑血管疾病不断年轻化，尤其是心脏猝死和卒中发生人群年轻化的现实，给医务人员提出了更高的要求。在面对危急重症病人时，医务人员须在“黄金救命时间窗”内实施高效率、高质量、标准化的救治，以提升危急重症病人救治质量。医护人员掌握过硬、规范、先进及标准化的急救技术成为实现这一目标的关键。

本书分为创伤救治及急救技术两个部分，内容涵盖创伤救治概述、各类创伤致伤因素、发病机制、病情评估、救治护理及基础急救技术及急救专科技术适应证、禁忌证、操作方法、注意事项等。编者团队参考国内外急危重症救治及创伤救治最新理论和技术，以丰富的临床与教学经验为基础编写本书。编写时力求突出实用性与前沿性，保证内容新颖与精炼，同时确保内容的广度和深度。

在本书的整个策划、编写、审校和出版过程中，全体编者精诚合作，不辞辛苦，对编写的书稿内容反复斟酌和完善，但由于时间紧迫，且急救知识更新速度快，本书难免有疏漏及不妥之处，恳请广大读者不吝指正。

编　者

目录

上篇 创伤救治

第一章 严重创伤 / 3

第一节 创伤概述 / 3

第二节 多发性创伤 / 16

第二章 创伤后全身并发症 / 25

第一节 创伤性休克 / 25

第二节 脂肪栓塞综合征 / 37

第三节 挤压综合征 / 43

第四节 多器官功能障碍综合征 / 51

第五节 血栓栓塞性疾病 / 59

第六节 创伤后感染 / 65

第三章 机体各部位创伤 / 79

第一节 颅脑创伤 / 79

第二节 颌面部创伤 / 86

第三节 急性脊柱、脊髓创伤 / 89

第四节 胸部创伤 / 96

第五节 腹部创伤 / 108

第六节 四肢骨折 / 115

第七节 骨盆骨折 / 123

第八节 肢（指）体离断 / 128

目录

第四章　环境及理化因素损伤 / 134

第一节　烧伤 / 134
第二节　冻伤 / 146
第三节　淹溺 / 150
第四节　电击伤 / 157
第五节　中暑 / 164

下篇　常用急救技术

第五章　急救护理 / 173

第一节　急救原则与护理评估 / 173
第二节　急诊分诊 / 178

第六章　急救基础技术 / 195

第一节　手卫生技术 / 195
第二节　无菌技术 / 200
第三节　生命体征测量 / 210
第四节　静脉治疗技术 / 219
第五节　动脉采血法 / 229
第六节　胃肠减压术 / 233
第七节　大量不保留灌肠技术 / 239
第八节　吸痰法 / 244

第七章　急救专科技术 / 250

第一节　心肺脑复苏术 / 250
第二节　人工气道的建立 / 257
第三节　气管异物清除术——Heimlich 手法 / 271
第四节　球囊 - 面罩通气术 / 274
第五节　除颤术 / 277
第六节　动静脉穿刺置管术 / 281
第七节　外伤止血、包扎、固定、搬运术 / 289
第八节　机械通气 / 308

参考文献 / 314

上篇 创伤救治

第一章　严重创伤

第二章　创伤后全身并发症

第三章　各部位创伤

第四章　环境及理化因素损伤

第一章　严重创伤

第一节　创伤概述

在全球范围内，创伤已成为现代社会个体致伤、致残、致死和生活质量低下，以及导致家庭伤害的第一大危害因素。轻者仅有局部组织的损伤，重者为多发性组织损伤或重要器官损伤，导致出血、休克、急性肾衰竭，常危及生命。在我国，创伤已成为居民死亡的第五位原因，是44岁以下人群的首位死因。

创伤(trauma)的含义可分为广义和狭义两种。广义的创伤，也称为损伤(injury)，是指人体受外界某些物理性(如机械性、高热、电击等)、化学性(如强酸、强碱、农药及毒剂等)或生物性(虫、蛇、犬等动物咬蜇)致伤因素作用后所出现的组织结构的破坏和(或)功能障碍。狭义的创伤是指机械性致伤因素作用于机体，造成组织结构完整性的破坏和(或)功能障碍。严重创伤是指危及生命或造成肢体残疾的创伤，常为多部位、多脏器的多发伤，病情危重，伤情变化迅速，死亡率高。

一、创伤分类

创伤所涉及的范围很广，可累及各种组织和器官，部位可遍及全身，可以从不同角度对创伤进行分类。

(一)按病因分类

1. 机械性损伤　机械损伤所致。多见于由交通、工伤事故引起的撞击伤、挤压伤、穿刺伤,由高空坠落引起的失足坠跌伤,刀伤、火器伤(炸药、枪弹造成)、枪弹伤以及由冲击波引起的冲击伤等。

2. 物理性损伤　包括由高温、低温引起的烧伤、冻伤,由放射线引起的放射伤。

3. 化学性损伤　由化学药物及强酸、强碱腐蚀引起的损伤。

4. 生物性损伤　一般指动物(虫、蛇等)咬伤。是由动物口腔内的大量细菌、毒素、病毒等引起的损伤,对人体极为有害。

(二)按伤后皮肤完整性分类

1. 开放性损伤　损伤部位皮肤或黏膜破裂,深部组织与外界相通。

(1)擦伤　皮肤与外界粗糙的物体接触,并相对运动产生摩擦而致浅表损伤。通常表现为表皮剥脱、少量渗血和继发性创面感染。

(2)撕裂伤　钝性暴力作用于人体体表,造成皮肤、皮下组织撕裂,伤口污染往往较重。

(3)切割伤　锐利器械切开体表所致,创缘较整齐,创口大小及深浅不一。因利器对创口周围组织无严重刺激,故切断的血管常无明显收缩,出血较多。

(4)刺伤　指刀、剪刀等锐利而长的物体快速插入人体所致的损伤。损伤程度和范围与致伤物的大小、长短和形状有关。伤口多较深、较小,易伤及内脏及重要的血管神经,损伤部位常被血凝块堵塞,易并发感染。

2. 闭合性损伤　损伤部位皮肤与黏膜组织完整，不与外界相通。

(1)挫伤　钝性暴力或物体打击所致的皮下软组织损伤，主要表现为局部肿胀、皮下淤血。如致伤力以螺旋方向作用于人体，则形成的损伤更为严重。

(2)挤压伤　人体肌肉丰富的部位受到重物数小时的挤压，或固定体位的压迫而造成的肌肉或皮肤组织的损伤。受压部位严重缺血，解除挤压后局部组织严重肿胀，细胞崩解产物吸收后可引起急性肾衰竭，即挤压综合征。

(3)扭伤　关节受到强力的扭转和牵张，使相关肌肉和韧带超过活动范围而造成的损伤。严重的扭伤可伤及肌肉、肌腱、韧带、关节软骨、滑膜、关节囊等，甚至会造成骨骼撕脱。

(4)震荡伤　头部受到钝性暴力打击出现的暂时性意识障碍，无或仅有轻微的脑组织的解剖结构变化。

(5)关节脱位和半脱位　关节受到暴力作用后出现骨端位置改变，从而引起运动功能障碍的一种损伤。

(6)闭合性骨折　在外力作用下使骨的连续性和完整性遭到破坏，即骨小梁的连续性中断。

(7)闭合性内脏伤　强大暴力传入人体内后所造成的内脏损伤。

(三)按损伤时间分类

1. 新鲜性损伤　损伤时间在2周内，如新鲜骨折和关节脱位。

2. 陈旧性损伤　损伤时间超过2周。

(四)按损伤部位分类

可分为颅脑伤、颌面颈部伤、胸部伤、腹部伤、骨盆部伤、脊柱脊髓伤、上肢伤、下肢伤、多发伤等。

(五)按伤情轻重分类

一般分为轻度、中度、重度损伤。

1. 轻度损伤　主要伤及局部软组织,无生命危险,只需局部处理或小手术治疗。

2. 中度损伤　主要是广泛软组织损伤、四肢长骨骨折、肢体挤压伤及一般腹腔脏器损伤等,需手术治疗,但一般无生命危险。

3. 重度损伤　主要指危及生命或治愈后患者留有严重残疾的损伤。

二、创伤后的病理生理变化

创伤可直接造成组织损害,包括结构的破坏、出血、细胞失活等,随后即导致机体出现一系列局部和全身性防御反应,目的是维持机体内环境的稳定。但是过重的创伤所引起的急剧反应常可损害机体自身。局部反应和全身反应往往同时存在,两者相互影响,使反应程度加重。

(一)局部反应

创伤的局部反应主要表现为局部炎症反应,即局部红、肿、热、痛。其轻重程度与致伤因素的种类、作用时间、组织损害程度和性质以及污染轻重和是否有异物存留等有关。对于多发伤,因局部组织细胞损伤较重,多存在组织破坏及细胞严重变性坏死，加之伤口常有污染、异物存留，以及局部微循环障碍、缺血缺氧及各种炎性介质和细胞因子释放而造成的继发性损伤，故局部炎症反应更为严重，血管通透性加大及渗出更加明显，炎症细胞浸润更为显著，炎症持续时间可能更长，对全身的影响将更大。

创伤性炎症有利于创伤修复，如渗出的纤维蛋白原转变为纤维蛋白并相互交织成网，其可作为组织细胞再生的支架；中性粒细胞、单核－巨噬细胞可吞噬消灭细菌、病毒、坏死组织等。抑制损伤后的炎症反应会延迟创口愈合，但炎症反应过于强烈或广泛时不利于创伤愈合，如渗出过多可产生局部压迫症状，并导致血容量减少。

一般情况下，局部反应在伤后3～5d趋于消退，则炎症反应被抑制。

（二）全身反应

严重创伤发生后，机体通过炎症介质及细胞因子网络，使局部损伤影响到全身，即致伤因素作用于人体后引起一系列神经内分泌活动增强，继而引发全身炎症反应综合征（SIRS），并由此产生各种功能和代谢改变，是一种非特异性全身性应激反应。

1.神经内分泌系统变化　创伤后机体的应激反应首先表现为神经内分泌系统的改变。创伤后应激反应是机体在伤后对有害刺激所做出的维护机体内环境稳定的综合反应或防御反应，最终目的是保证重要脏器的有效灌注，但这种自我代偿能力有限。其诱发因素包括休克、组织损伤、器官功能不全、创伤并发症、精神与疼痛刺激等。

2. 代谢变化　创伤应激反应也可通过神经内分泌系统引起肾上腺皮质激素、儿茶酚胺、胰高血糖素、肿瘤坏死因子、白细胞介素及生长激素等分泌增加，介导创伤代谢反应，表现为多发伤患者早期氧摄取、氧输送都明显增加，使机体处于高分解代谢、高能量消耗状态，一般持续 14～21d。创伤后能量代谢可增加 50%～100%，甚至更高。创伤后葡萄糖异生增加，糖原分解加快，胰岛素分泌抑制加上胰岛素抵抗，导致血糖升高。创伤后脂肪分解加速，创伤早期由糖原提供能量，此后主要由脂肪、蛋白质提供能量。创伤后早期蛋白质分解代谢增加，产生负氮平衡，至 10d 左右进入蛋白质合成期，开始正氮平衡。

3. 免疫功能变化　严重多发伤可引起机体免疫功能紊乱，表现为免疫功能抑制，导致机体对感染的易感性增加，易发生脓毒败血症或过度的炎症反应损害进而引起 SIRS，两者是创伤最常见和最严重的并发症，也是创伤后期患者的主要死因。创伤后可通过污染的伤口、肠道细菌移位和侵入性导管等多个途径使感染率上升。

4. 体温变化　创伤后发热是由于炎性介质作用于下丘脑体温中枢所致。若体温中枢直接受损，则可发生中枢性高热或体温过低。发生创伤性休克时，可出现体温过低；创伤后 3～5d，可因大量的坏死组织产生吸收热量而出现体温过高，一般体温在38.5℃以下；合并感染时体温则会明显升高。

5. 多器官功能障碍综合征（MODS）　创伤容易诱发 MODS，其机制是创伤直接损害内皮细胞的结构及功能，缺血和再灌注损伤激活炎症细胞和体液因子，引起过度的应激和炎症反应，削弱或破坏机体的局部屏障和全身防御系统，导致感染或脓毒症。

三、创伤的修复

创伤导致机体结构破坏或组织缺损，机体对所形成的缺损进行修补恢复的过程叫作修复。创伤修复的基本方式是由伤后增生的细胞和细胞间质充填、连接或代替缺损的组织。

组织修复有两种形式：完全修复和不完全修复。完全修复是指组织细胞损伤后，完全由周围的同种细胞进行修复，能够完全恢复原有组织的结构和功能。不完全修复是指组织细胞损伤后，不能通过同种细胞进行修复，必须由肉芽组织增生、填补，最终形成瘢痕组织，不能完全恢复原有组织的结构和功能。完全修复是理想的创伤修复。组织细胞损伤后能否完全修复，取决于损伤组织再生能力的强弱。皮肤表皮、黏膜、淋巴造血细胞、腺体及骨组织的再生能力强，心肌、骨骼肌及平滑肌再生能力较弱，而神经细胞完全无再生能力，一旦被破坏则永久性缺失。

1. 创伤修复的基本过程

（1）炎症期　即创伤后的3～5d内，此期的主要病理变化是细胞反应、血液凝固和纤维蛋白溶解。目的是清除坏死组织，为组织再生与修复奠定基础。

（2）增殖期　此期的主要病理变化是细胞增殖。在炎症期后不久，在损伤局部即有新生的细胞出现。新增殖的细胞主要以成纤维细胞、内皮细胞、单核细胞和异物巨噬细胞为主，通过这些细胞的增殖、分化、迁移、合成等，在损伤局部形成新生的肉芽组织，以替代坏死组织或缺损组织。

浅表组织的损伤通过上皮细胞的增殖、迁移等可覆盖创面。因损伤程度不同、损伤的组织结构不同和局部血液供应的丰富程度不同,增殖期长短也不同,如骨折的增殖期可达4~8周之久。

(3)塑形期　创伤后经过增殖期的修复,由受伤局部增殖出的肉芽组织,其形态结构和功能上并未达到局部组织的要求,故须进一步改造和重建,这一过程叫塑形。塑形过程主要包括胶原纤维交联增强,多余的胶原纤维降解,过多的毛细血管网消退,伤口黏蛋白及水分减少等。

2. 伤口愈合的类型　根据损伤程度及有无感染,创伤愈合分为以下两种类型:

(1)一期愈合　见于组织缺损少、创缘整齐、无感染和异物、经黏合或缝合后创面对合严密的伤口。此类伤口只有少量血凝块,炎症反应轻微,最后形成线状瘢痕。一期愈合时间短,形成瘢痕小。

(2)二期愈合　见于组织缺损大、创缘不整、裂开、无法整齐对合或伴有感染的伤口。此类伤口坏死组织多,炎症反应明显。只有感染被控制、坏死组织被清除,再生才能开始。二期愈合时间长,形成的瘢痕大。

3. 影响创伤修复的因素

(1)全身因素

年龄:青少年的组织再生能力强,愈合快。老年人组织再生能力差,愈合慢,这与老年人血管硬化、血液供应减少有很大关系。

营养缺乏:严重的蛋白质缺乏,尤其是含硫氨基酸(甲硫氨酸、胱氨酸)缺乏时,肉芽组织及胶原纤维形成不良,伤口愈合延缓。维生素 C 缺乏时,成纤维细胞合成胶原纤维减少,伤口愈合慢。钙、磷在骨折愈合中尤为重要。微量元素锌对创伤愈合有重要作用。

药物的影响:大量使用肾上腺皮质激素或促肾上腺皮质激素,可抑制炎症反应,抑制肉芽组织生长和胶原纤维合成,加速胶原纤维分解,对伤口愈合不利。抗癌类药物的细胞毒性作用也可延缓创伤愈合。

疾病的影响:糖尿病、尿毒症、肝硬化及某些免疫缺陷疾病等,均可对创伤愈合产生不利影响。

(2)局部因素

感染:可导致渗出物增多,伤口张力增大使伤口裂开;细菌毒素可引起组织坏死,溶解基质或胶原纤维,加重局部组织损伤,妨碍创伤愈合。临床上对于创面较大,已被细菌污染但尚未发生明显感染的伤口,施行清创术以清除坏死组织、细菌,并可在确保没有严重感染的情况下缝合伤口。这样有可能使本来是二期愈合的伤口,达到一期愈合。

异物:伤处组织裂隙有异物存留,会阻隔新生的细胞和基质连接,且容易发生感染,对创伤修复不利。

局部血液循环不良:良好的局部血液供应不但可以保证组织再生需要的氧和营养,而且对吸收坏死物质及控制局部感染也起着重要作用。如具有下肢动脉粥样硬化或静脉曲张等病变,局部血供不良,则伤口愈合迟缓。

神经损伤:正常的神经支配对组织再生有一定的作用。神经损伤会引起局部神经性营养不良进而影响组织的再生,如麻风引起的溃疡不易愈合。自主神经损伤,会使局部血供发生变化,对再生的影响更为明显。

电离辐射:能破坏细胞、损伤小血管、抑制组织的再生,影响创伤愈合。

四、创伤评分

创伤严重程度评分,简称创伤评分,是将患者的生理指标、解剖指标和诊断名称等作为参数并予以量化和权重处理,再经数学计算得出分值,以显示患者全面伤情严重程度及预后的多种方案的总称。目前已建立的创伤评分系统,按其适用范围和目的可分为院前评分和院内评分两大类,前者着重于患者的去向和现场处理,后者着重于指导治疗、估计患者的预后和评估救治质量。

(一)院前创伤评分

院前创伤评分是指在灾害现场,对伤员伤情的严重程度做出简单的评价和分类,以便为正确、及时地运送伤员创造条件。现场评分要求所依据的参数应为简明、直观的定量指数,且具有较高的敏感性和准确性。

1. 创伤指数　创伤指数(trauma index,TI)是一种经验型的多因素综合评分(表1-1)。是根据伤员的创伤部位、创伤类型、循环状态、呼吸状态及意识形态五个项目,结合观察的体征进行综合评分,分别给出1、3、4、6分,五个项目相加则为创伤指数。TI分值范围为0~30分,分值越高,伤情越重:0~7分为轻伤;8~18分为重伤,需住院治疗;18分以上为危重伤,其病死率高达50%,需进行急救。

表 1－1　创伤指数(TI)

TI 计数	1	3	4	6
创伤部位	皮肤或四肢	背部	胸部或腹部	头或颈部
创伤类型	挫伤或撕裂	刺伤	钝伤	枪伤
循环状态	外出血	BP＜100mmHg P＞100/min	BP＜80mmHg P＞100/min	脉搏消失
呼吸状态	胸痛	呼吸困难 或咯血	呼吸窘迫	无呼吸 或发绀
意识状态	嗜睡	反应迟钝	运动、 感觉丧失	昏迷

注:1mmHg＝0.133kPa。

2. 现场指数　又称为院前指数(PHI),采用收缩期血压、脉搏、呼吸及意识水平四项生理指标作为参数,每项又分为3或4个级别,4个参数之和即为PHI(表1－2)。对胸部或腹部有贯通伤者,在其PHI分值上加4分为其最后分值。PHI分值范围为0～20分,分值越高,伤情越重:0～3分为轻伤,病死率为零;4～20分为重伤。

表 1－2　现场指数(PHI)

分值参数	0	1	3	5
收缩压 (mmHg)	＞100	86～100	75～85	0～74
脉率(min)	51～119		≥120	＜50
呼吸	正常		费力或 浅呼吸	＜10/min 或 需插管
神志	正常		混乱或好斗	不能理解 的语言

3. CRAMS 计分法　CRAMS 计分法也是比较常见的院前创伤评分系统，其评定范围包括循环(circulation，C)、呼吸(respiration，R)、腹部(abdomen，A)、运动(motor，M)和语言(speech，S)五个方面。“CRAMS 评分法”按轻、中、重度异常分别赋值 2、1 和 0 分，其总分值为五个项目相加的总和。后经 Clemmer T. P. 等对其进行修正(表 1－3)，使其准确度得到了提高。CRAMS 分值越低，死亡率越高：分值≥7 分属轻伤，死亡率为 0.15%；≤6 分为重伤，死亡率为 62%。在欧美国家，根据创伤救治水平将创伤中心划分为三级，级别越高，中心救治水平越高。评分≤4 分的重伤患者需要被送往 1 级创伤中心，其生存率可明显增加。

表 1－3　CRAMS 计分法

项目	计分		
	3	2	1
循环	毛细血管充盈正常和 SBP≥100mmHg	毛细血管充盈迟缓或 SB≤100mmHg	无毛细血管充盈或 SB≤85mmHg
呼吸	正常	费力、浅或 RR＞35/min	无自主呼吸
胸腹	均无腹痛	胸或腹有压痛	连枷胸、板状腹或有过深的胸腹穿透伤
运动	正常(遵指令动作)	只对疼痛刺激有反应	无反应
语言	正常(对答切题)	言语错乱、语无伦次	发音听不懂或不能发音

（二）院内创伤评分

伤员到达医院明确诊断后，根据其损伤诊断评价伤情、判断预后的系统称为院内评分。

1. 简明损伤分级法（abbreviated injury scale，AIS）　AIS 计分形式为“x xxxxx. x”。小数点前的 6 位数为损伤的诊断编码，小数点后的 1 位数为伤情评分（有效值 1～6 分）。如果还包括损伤定位和损伤原因编码的话，其完整编码是 15 位。左 1 表示身体区域，用 1～9 分别代表头部（颅和脑）、面部（包括眼和耳）、颈部、胸部、腹部及盆腔脏器、脊柱（颈椎、胸椎、腰椎）、上肢、下肢、骨盆和臀部、体表（皮肤）和热损伤及其他损伤。左 2 代表解剖类型，用 1～6 分别代表全区域、血管、神经、器官（包括肌肉或韧带）、骨骼及头伤者意识丧失。左起 3、4 位数代表具体解剖结构或在体表损伤时表示具体的损伤性质，该区各个器官按照英文名词的第一个字母排序，序号为 02～99。左起 5、6 位数表示某一具体部位和解剖结构的损伤类型、性质或程度（按轻重顺序），从 02 开始，用两位数字顺序编排以表示具体的损伤，同一器官或部位，数字越大代表伤势越重。左起第 7 位（即小数点后面一位）则 AIS1 为轻度伤，AIS2 为中度伤，AIS3 为较严重伤，AIS4 为严重伤，AIS5 为危重伤，AIS6 为极重伤。而器官或部位不明确或资料不详的损伤编码为 AIS9。

2. 损伤严重程度评分（injury severity score，ISS）　当创伤涉及多个部位和器官时，伤者 AIS 分值总和与各个系统的 AIS 分值之间并不存在线性相关，AIS 评分系统无法评估多发伤伤员的病情。目前，评价多发伤伤情的国际标准多以 ISS 系统为准。其评分方法把人体分为六个区域，并进行编码，选择其中损伤最严重的 3 个区域，计算出每一区域值的平方，其值相加即为 ISS 值。ISS 的有效范围为 1～75 分，ISS 分值越高，则创伤越严重，死亡率越高。一般将 ISS 为 16 分时作为重伤的解剖标准，其死亡率约 10%；ISS < 16 分，定为轻伤，死亡率较低。如某伤者头部有两处伤，伤情为 1、2。胸部有两处伤，伤情为 2、3。腹部有 3 处伤，伤情为 1、3、4。那么，ISS 即全身 3 处最严重创伤的 AIS 编码数的平方值相加，即 $2^2+3^2+4^2=29$。但 ISS 不能反映患者的生理变化、年龄、伤前健康状况对损伤程度和预后的影响(表 1－4)。

表 1－4　ISS 的区域编码

编码	ISS 身体区域	所包括的具体损伤范围
1	头部或颈部	脑或颈椎损伤、颅骨或颈椎骨折，窒息归入头部
2	面部	口、眼、鼻、耳和颌面骨骼
3	胸部	胸腔内脏、横膈、胸廓、胸椎以及溺水
4	腹部或盆腔内脏器	腹腔内脏、腰椎
5	肢体或骨盆	四肢、骨盆、肩胛带的损伤
6	体表	任何部位体表的裂伤、挫伤、擦伤和烧伤，体温过低或高压电击伤

第二节　多发性创伤

多发性创伤简称多发伤，指同一致伤因素作用下，人体同时或相继有两个或两个以上的解剖部位的损伤，其中至少一处损伤危及生命。根据我国首届全国多发伤学术会议建议,多发伤是指单一因素造成两个或两个以上解剖部位(根据 AIS－90 版所指的 9 个部位)的损伤,其严重程度视 ISS 值而定,凡 ISS＞16 者定为严重多发伤。

多发伤需要与以下概念相区别:①多处伤是指同一解剖部位或脏器发生两处或两处以上的创伤。②复合伤是指两种以上的致伤因素同时或相继作用于人体所造成的损伤。可发生于战时或平时,如原子弹爆炸产生物理、化学、高温、放射等因子所引起的创伤。

一、病因

多发伤的病因多种多样,可为钝性损害和锐器伤。平时多发伤以交通事故最常见,其次是高处坠落,还有挤压伤、刀伤、塌方等,其发生率占全部创伤的 1%～1.8%。战时多发伤的发生率为 4.8%～18%,有时甚至高达 70%。

二、临床特点

多发伤不是各部位创伤的简单叠加,而是伤情彼此掩盖、有互相作用的综合征。其临床特点如下:

(一)生理紊乱严重,伤情复杂且变化快,死亡率高

多发伤常伴有严重生理紊乱和病理变化,机体对这些严重紊乱代偿能力小,且涉及多部位、多脏器,每一部位的伤情重,创伤反应强烈持久,以致很快出现多器官功能不全或衰竭。因此,创伤早期病死率高。多发伤受伤部位越多,死亡率越高。据统计,多发伤有两处、三处、四处和五处伤者,其死亡率分别为 49.3%、58.3%、60.4% 和 71.4%,头、

胸、腹多发伤占84.4%，颅脑伤伴休克者死亡率达90%。

（二）休克发生率高

因多发伤损伤范围广，往往失血量大，休克发生率高且出现早，以低血容量性休克最常见，尤其是胸腹联合伤，为67%；后期常为感染性休克。通常多发伤休克发生率不低于50%，且多为中、重度休克。有时低血容量性休克与心源性休克同时存在（由严重心、胸外伤所致）。

（三）严重低氧血症发生率高

多发伤早期低氧血症发生率可高达90%，尤其是颅脑伤、胸部伤伴有休克或昏迷者，PaO_2可降至30～40mmHg。严重创伤可直接导致或继发急性肺损伤，甚至急性呼吸窘迫综合征（ARDS）。低氧血症可加重组织器官损伤和多系统器官功能障碍。部分患者缺氧表现不明显，仅有烦躁不安，容易漏诊，如此时给予强镇痛药，很容易导致呼吸停止。

（四）容易发生漏诊和误诊

多发伤受伤部位多，如果未能按多发伤抢救常规进行伤情判断和分类很容易造成漏诊。多数情况下多发伤是闭合伤与开放伤同时存在，易使一些经验不足的救护人员将注意力集中在开放性外伤或易于察觉的伤情上，而忽视了隐蔽的甚至更严重的创伤。多部位、多系统的创伤同时存在，加之有些患者由于耐受力很强或有意识障碍，容易造成救护人员的忽略，或某些损伤的早期表现不明显而未被引起重视，从而发生漏诊或误诊。

(五)感染发生率高

开放性损伤、消化道破裂或呼吸道等闭合性损伤一般都有污染,如污染严重,处理不及时或不当,加上免疫力低下,很容易发生局部感染及肺部感染,重者迅速扩散为脓毒血症等全身感染。特别是对创伤部位较深且污染较重者,还应注意合并厌氧菌感染的可能。

(六)多器官功能障碍发生率高

多发伤不仅原发的各部位损伤严重,而且由于创伤时多伴有组织的严重损伤,存在大量的坏死组织,可造成机体严重而持续的炎症反应,加之休克、应激、免疫功能紊乱及全身因素的作用,极易引起急性肾衰竭、ARDS、心力衰竭甚至多脏器功能衰竭。衰竭的脏器数目越多,死亡率越高。据统计,患者一个、两个、三个脏器衰竭的死亡率分别为25%、50%、75%,四个及以上的脏器衰竭无一生存。

(七)伤情复杂,处理矛盾多,治疗困难

因多发伤所累及的脏器或深部组织的严重程度不同,有时两个部位的创伤都很严重,均需要立即处理,就会出现确定救治顺序的困难。如处理不当,需优先处理的创伤没有获得优先处理,将有可能造成病情加重甚至死亡。

(八)并发症发生率高

应激性溃疡、凝血功能障碍和脂肪栓塞综合征等并发症的发生率也明显增高。

三、病情评估及判断

快速标准地进行创伤评估并了解创伤护理的知识和技能是急诊医护人员必须具备的基本能力，高级创伤生命支持（ATLS）中创伤初始评估分为两个阶段，即初级评估（primary assessment）和进一步评估（secondary assessment）。具体评估方法详见第五章第一节“急救原则与护理评估”。

四、救治与护理

多发伤病情一般都比较危重，及时正确地处理对保证患者的生命和功能恢复至关重要。创伤患者的处理应遵循第一时间原则，分秒必争。评估处理患者时遵循优先顺序原则，首先要保障气道、呼吸、循环的安全，初级评估过程中一旦发现有危及生命的因素应立刻处理，进行针对性的快速判断，决定后续去向。

（一）救治程序

多发伤的救治程序整体可以按 VIPCO 程序进行：①V（ventilation），保持呼吸道通畅、通气和充分给氧。②I（infusion），迅速建立静脉通路，保证输液、输血，扩充血容量及细胞外液等抗休克治疗。对已有休克症状的患者迅速建立多个静脉通道，开始液体复苏。③P（pulsation），监测心泵功能，监测心电图和血压等。如发现心搏骤停者，应立即心肺复苏。多发伤患者除低血容量休克外，亦要考虑到心源性休克，特别是伴有胸部外伤的多发伤，可因气胸、心肌挫伤、心脏压塞、心肌梗死或冠状动脉气栓而导致心脏衰竭。有些患者低血容量休克和心源性休克可同时存在。针对病因给予胸腔闭式引流、心包穿刺以及控制输液量或应用血管活性药物等措施。④C(control bleeding),控制出血。⑤O(operation),急诊手术治疗。严重多发伤手术处理是创伤治疗中的决定性措施,而且手术控制出血是最有效的复苏措施。危重患者应抢在伤后的黄金时间(伤后1h)内尽早手术治疗。

(二)现场救护

1. 尽快脱离危险环境,放置合适体位,排除可能继续造成伤害的原因。比如将患者从倒塌的建筑物或战场中抢救出来,转移到通风、安全、防雨的地方进行急救。

2. 保护脊柱、脊髓　对已经存在严重脊柱骨折、脊髓损伤或怀疑有脊柱损伤的伤员应立即予以制动,颈托固定,保证有效的气体交换,避免脊柱及脊髓继发性损伤而造成瘫痪。救护人员要协助患者,将其置于舒适安全的体位(平卧位头偏向一侧或屈膝侧卧位)。

3. 注意保暖　对已经低体温或伴有明显出血、休克的患者要积极采取被动加温(毛毯、棉絮、隔绝材料等覆盖)的方法。

4. 保存好离断肢体　患者离断的肢体应先用无菌敷料或干净布包好后置于无菌或洁净的无漏孔塑料袋内,扎紧袋口,再放入注满冰水混合液的塑料袋内低温(0～4℃)保存,以减慢组织的变性和防止细菌繁殖,冷藏时防止冰水浸入离断创面,切忌将离断肢体浸泡在任何液体中。离断肢体应随同伤员一起送往医院,进行再植手术。

5. 伤口处理　保护伤口,减少污染,压迫止血,固定骨折。不要随意去除伤口内异物或血凝块;创面中有外露的骨折断端、肌肉、内脏，严禁现场回纳入伤口；脑组织脱出时，应先在伤口周围加垫圈保护脑组织，不可加压包扎。

(三)转运途中救护

根据患者伤情轻重缓急有计划地进行转运，危重患者可望存活者优先转送。决定患者转运的基本条件是：在搬动及运送途中，确保患者不会因此而危及生命或使病情急剧恶化。

(四)院内救护

经现场急救被送到医院急诊科后，分诊护士应立即分诊分级，开通绿色通道，对患者进行创伤评估，迅速采取针对性的措施进行救治，配合医生明确诊断，尽快手术。在评估和处理严重多发伤患者时，应特别注意遵守标准的预防措施，如穿保护衣，戴手套、眼镜、面罩等。

1. 创伤气道的建立　低氧血症和失血是创伤患者早期死亡的最常见原因。气道损伤或梗阻与创伤患者低氧血症的发生密切相关。在创伤救治中，应注意保持气道通畅，确保有效的氧供。若气道已出现局部或全面阻塞，则在保护患者颈椎的同时开放气道，并清除口中异物或呕吐物，但要尽量避免刺激引发呕吐。

2. 循环支持、控制出血　大部分多发伤患者都存在不同程度的休克，尤其当患者已经出现血压偏低的情况，应尽快进行液体复苏以恢复有效血容量。迅速用 16 ~ 18G 留置针建立 2 条及以上静脉通路，常选用肘前静脉(如肘正中静脉或贵要静脉)、颈外静脉，注意不要在受伤肢体的远端选择静脉通路，以避免补充的液体进入损伤区内。常用的复苏液体可分为晶体液、胶体液和晶胶混合液，晶体液又分为等渗液和高渗液。积极的液体复苏是多发伤早期救治的关键环节，但对于胸腹部活动性内出血尚未得到控制的患者，则不主张快速提升血压至正常水平，即所谓的“限制性液体复苏”策略。限制性液体复苏亦称低血压性液体复苏或延迟液体复苏，是指机体处于有活动性出血的创伤失血性休克时，通过限制液体输注速度和输液量，使血压维持在相对较低的水平（即允许性低血压），直至彻底止血。

此外，需要控制显在的外部出血，加压包扎伤口敷料。对大血管损伤经压迫止血后应迅速做好手术止血的准备。尽快备血及输血，补充有效循环血量。遵医嘱行留置导尿，观察每小时尿量。若患者出现创伤性呼吸、心搏骤停，立刻进行心肺复苏术，并尽快找出原因，如多发肋骨骨折或胸骨骨折、张力性气胸或大出血，必要时需进行开胸手术。若发现心包压塞，尽快进行心包穿刺。

3. 保温和复温　低体温、弥散性血管内凝血（disseminated intravascular coagulation，DIC）、酸中毒是导致严重创伤患者死亡的三大主要原因，而其中低体温又在很大程度上将导致或加重 DIC 和酸中毒的发生，是创伤患者一个重要的损伤机制，往往会增加其死亡率。对已经低体温或高风险患者除进行被动复温外，应积极采取被动复温及主动复温相结合的综合性复温方法，帮助患者恢复到正常体温。

4. 监测生命体征，关注辅助检查　获取患者的血压、脉搏、呼吸频率、氧饱和度和体温参数，同时尽快完善辅助检查，如描记心电图、监测血氧饱和度、抽血化验、配血、育龄妇女妊娠试验等。必要时，可置胃管以预防呕吐、减轻肺部的压力。

5. 注重人性化关怀　无论患者是否清醒，护士在评估过程中均应注重患者疼痛评估及内心感受。疼痛是创伤征兆的一部分，如处理不当会引发心率加快、浅表血管收缩、面部肌肉收缩、恶心、呕吐等。应注意昏迷的患者仍可能感到疼痛，受伤和检查过程可导致疼痛。护士应观察患者的体征、面部表情、流泪等情况，及时发现患者不适及不安情绪。鼓励家属陪同患者，共同参与创伤患者救治及知情同意，评估及了解家庭成员的需求和愿望。

6. 防治感染　遵循无菌操作原则，按医嘱使用抗菌药物。开放性创伤需加用破伤风抗毒素血清进行治疗。

7. 支持治疗　主要是维持水、电解质和酸碱平衡，保护重要脏器功能，并给予营养支持。

第二章　创伤后全身并发症

第一节　创伤性休克

创伤性休克（traumatic shock）是严重创伤的常见并发症，是由于机体遭受严重创伤后有效循环血量锐减、微循环灌注不足，以及创伤后的剧烈疼痛、恐惧等多种因素综合形成机体代偿失调的全身反应综合征。

一、病因

创伤性休克多由严重外伤，如大面积撕脱伤、严重烧伤、全身多发性骨折、挤压伤或大手术等，导致有效循环血量不足及心排出量减少继而休克，包括创伤性低血容量性休克、心源性休克、血管源性休克及创伤后感染性休克，并且创伤伴随着剧烈疼痛、恐惧等引发神经功能的紊乱亦可导致创伤性神经性休克的发生。其中以低血容量性休克为常见。

二、发病机制

1. 创伤性低血容量性休克　创伤后大失血和失液，如严重的开放性创伤、创伤后内脏的严重破裂、大血管损伤、多发性骨折、大面积的烧伤等，导致有效循环血量锐减、组织灌注不足继而发生休克。

2. 创伤性心源性休克　由于严重创伤造成心脏搏动严

重受限，或心肌严重创伤而引发功能衰竭等，引起心排出量骤减，从而发生休克。如胸部创伤合并的血胸、气胸、心肌创伤、心脏压塞等。

3. 创伤性血管源性休克　主要是因为创伤后神经功能紊乱、体内酸碱平衡失调、坏死物质和一些毒素的吸收等可造成血管功能紊乱。使微血管同时大面积开放，导致有效循环血量骤降而发生休克。

4. 创伤性神经源性休克　主要是因为创伤后剧烈疼痛的刺激、过度恐惧等引发神经功能紊乱，中枢神经创伤造成血管中枢功能失调，广泛的神经创伤后的大量肌肉瘫痪使静脉大面积扩张等因素，造成血管功能紊乱及血液分流，使有效循环血量锐减而造成休克。

5. 创伤后感染性休克　细菌在伤口内或在创伤后的脏器内或多个脏器内生长繁殖，释放出内毒素和外毒素。作用于体温中枢、血管中枢、呼吸循环中枢等，引发脏器功能与中枢神经功能紊乱而发生休克。

三、病情评估及判断

（一）病情判断

创伤性休克的伤员均存在比较严重的创伤史和出血史，其临床症状本质上是内部组织灌注不足的表现。创伤性休克发生后，往往伴随意识、皮肤、脉搏、血压、尿量等变化。

1. 意识　意识反映脑组织血液灌流情况，是反映休克的敏感指标。休克早期，脑组织的血液灌流轻度减少，缺氧尚轻，神经细胞的反应为兴奋，表现为烦躁、焦虑不安或激动；当休克加重，收缩压降至 50mmHg 以下时，神经细胞的反应显著降低，患者神经系统由兴奋转为抑制，目光暗淡、精神萎靡、表情淡漠、反应迟钝、意识模糊，甚至昏迷。

2. 生命体征

（1）血压　是最常用的检测指标，但并不是反映休克程度最敏感的指标。在严重休克患者中，当血容量丢失 20% ~ 40%，收缩压低于 75mmHg 时，心排血量下降 50%，腹腔内动脉和肠系膜上动脉血量降到 33% ~ 35%，胃肠道受影响明显；收缩压低于 50mmHg 时，各脏器均受到明显影响。当收缩压降到 35mmHg 时，心、脑、肺等即将受到严重缺氧的影响而危及生命。当收缩压下降时，常出现舒张压随之升高，以致脉压缩小，这是由于血容量骤减后儿茶酚胺的效应所致，是小动脉收缩、周围阻力增加的结果。

（2）脉搏　脉细而快是早期诊断休克的重要指征之一，因其常在休克早期血压下降前出现。休克患者的脉率增快，常可超过 120/min。在休克晚期心力衰竭后，脉搏可变为慢而细，甚至触不到。除观察脉率外，脉律亦属重要，休克时脉律不齐通常提示心肌存在缺氧性损害，或有局灶性心肌坏死。

（3）呼吸　休克时，患者常有呼吸困难和发绀，出现代谢性酸中毒时，呼吸变得深而快；代谢性酸中毒进一步加重时，呼吸深而慢。

3. 皮肤　创伤性休克的伤员皮肤的颜色、温度和湿度会出现特征性改变，表现为皮肤苍白、发绀，斑状阴影，四肢皮肤湿冷，表示周围血管收缩，毛细血管灌流不足。休克程度较轻时，温度降低往往只限于手、足，如四肢湿冷的范围扩展到肘部及膝部以上，表示休克已向严重方向发展。

4. 颈静脉及外周静脉　休克患者的静脉萎陷,提示血容量严重不足;静脉过于充盈,提示心功能衰竭或补液过多。

5. 微循环　休克患者毛细血管的充盈度明显降低,充盈时间延长。临床上常通过指压甲床观察。

6. 尿量　尿量的变化主要反映肾血液灌注情况。在正常情况下,血容量和血管张力的改变能迅速地通过尿量变化反映出来,所以尿量测定是简便易行的临床监测方法。当休克发生时,因有效循环血量的严重不足,肾血液灌注明显减少,所以表现为少尿。当尿量 <25ml/h,尿比重高于正常者,则提示肾血管收缩及肾血液流量不足。当休克经抢救血压已恢复正常,尿比重偏低者,则提示已发生肾损害,出现功能不全。

7. 局部状况　了解患者有无骨骼、肌肉、皮肤及软组织的损伤,有无局部出血及出血量,腹部损伤者腹膜刺激征和移动性浊音是否阳性。

(二)辅助检查

1. 实验室检查

(1)三大常规　①血常规:红细胞计数、血红蛋白降低提示失血,血细胞比容增高提示血浆丢失,白细胞计数和中性粒细胞比值升高提示感染。②尿常规:尿比重增高提示血液浓缩或血容量不足。③大便常规:大便隐血试验阳性或黑便提示消化系统出血。

(2)血生化检测　检测肝肾功能、血糖、血清电解质等,了解患者是否合并 MODS 及酸碱平衡失调的程度。

(3)凝血功能检测　当血小板计数 $<80\times10^9/L$、血浆

纤维蛋白原 $<1.5g/L$ 或呈进行性下降、凝血酶原时间较正常延长 3s 以上、3P（血浆鱼精蛋白副凝固）试验阳性、血涂片中破碎红细胞超过 2% 时，提示 DIC。

（4）动脉血气分析 动脉血氧分压（PaO_2）反映血液携氧状态，正常值为 80～100mmHg。若 $PaO_2<60mmHg$、吸入纯氧后仍无改善，提示 ARDS。动脉血二氧化碳分压（$PaCO_2$）是反映通气和换气功能的指标，可作为呼吸性酸中毒或碱中毒的判断依据，正常值为 36～44mmHg。过度通气可使 $PaCO_2$ 降低，但也可能是代谢性酸中毒呼吸代偿的结果。

（5）动脉血乳酸盐 正常值为 1～1.5mmol/L，反映细胞缺氧程度，可用于休克的早期诊断（>2mmol/L），也可用于判断预后。休克时间越长，细胞缺氧程度越严重，其数值也越高，提示预后越差。

（6）胃肠黏膜 pH 值 胃肠道对缺血、缺氧较为敏感，测定胃肠黏膜内 pH 值，可反映组织缺血、缺氧的情况，有助于隐匿型代偿性休克的诊断。pH 正常值为 7.35～7.45。

2. 血流动力学监测

（1）中心静脉压（CVP） 代表心房或胸段腔静脉内的压力，可反映全身血容量及右心功能，临床常通过连续动态监测 CVP 来准确反映右心前负荷。正常值为 5～12cmH_2O（$1cmH_2O=0.098kPa$）。$CVP<5cmH_2O$，提示血容量不足；$CVP>15cmH_2O$，提示心功能不全；$CVP>20cmH_2O$ 时，提示存在充血性心力衰竭。

（2）肺毛细血管楔压（PCWP） 应用 Swan－Ganz 漂浮导管测量，可反映肺静脉、左心房和左心室压力。正常值为 6～15mmHg，低于正常值提示血容量不足（较 CVP 敏感），反之提示肺循环阻力增加。如 PCWP 增高,即使 CVP 正常,也应限制输液量,以免发生肺水肿。此外,用其还可获得混合静脉血标本,对标本进行血气分析,可判断患者预后。

(3)心排血量(CO)和心脏指数(CI) 应用 Swan - Ganz 漂浮导管由热稀释法测得,CO = 心率 × 每搏心排血量。正常成人 CO 值为 4 ~ 6L/min。单位体表面积的 CO 为心脏指数(CI),正常值为 2.5 ~ 3.5L/(min · m^2)。休克时 CO 及 CI 多降低,但某些感染性休克可增高。

3. 影像学检查 X 线、超声、CT、MRI 等检查有助于了解脏器损伤、感染等情况,及时发现原发病。

4. 诊断性穿刺 疑有腹腔内脏损伤者,可行诊断性腹腔穿刺;疑有异位妊娠破裂出血者,可行后穹隆穿刺术。

四、救治与护理

创伤性休克的救治原则为消除创伤的不利影响,弥补创伤所造成的机体代谢紊乱,调整机体的反应,动员机体的潜在功能以抗休克。处理原则主要包括三方面:迅速查明和纠正导致休克的病理过程及其因素,正确判断和较快纠正血流动力学及代谢功能紊乱,有效维持和稳定重要脏器功能。

(一)现场救护

现场救护包括损伤处包扎、固定、制动及控制大出血等,必要时使用抗休克裤。创伤性休克绝大多数为失血失液所致的低血容量性休克,所以在治疗时首先应采用及时、有效的办法控制活动性出血,使血液不再丢失,尽量维持有效循环血量,从而为抢救创造条件。同时应保证伤员呼吸道通畅，可松解领扣，解除气道压迫，清除呼吸道异物或分泌物，使头部后仰。早期经鼻导管或面罩给氧，必要时行气管插管或气管切开术。

（二）医院内救护

1. 补充血容量　创伤性休克作为低血容量性休克，如能明确其血流动力学紊乱发生的规律，调节其平衡，大多数患者可得到挽救。根本的措施是确保输液的途径，补充足够的血容量。静脉切开和穿刺可同时进行，以利快速输液和给药。必要时可于锁骨上或锁骨下行静脉穿刺，既可提供输液治疗途径，又可连续监测中心静脉压力，指导合理补充血容量。

2. 处理原发疾病　尽快恢复有效循环血量后，及时针对休克原因进行手术处理，如内脏大出血等，有时应在积极抗休克的同时实施手术，避免延误抢救时机。

3. 纠正酸碱失衡　轻症酸中毒在积极扩容、微循环障碍改善后即可缓解，故不主张早期使用碱性药物。重度休克合并加重的酸中毒并且经扩容治疗效果不满意时，需用碱性药物纠正，常用药物为5%碳酸氢钠。由于酸性环境有利于氧与血红蛋白解离，增加组织氧供，有助于休克的复苏，故应遵循“宁酸勿碱”的原则，一次应用碱性药物不宜过多。

4. 应用血管活性药物　若经补液、纠正酸中毒等措施后仍未能有效改善休克时，可酌情采用血管活性药物。

（1）血管收缩剂　常用去甲肾上腺素、多巴胺、间羟胺等。该类药物通过收缩小动脉而有暂时升高血压的作用，但可加重机体缺氧。多巴胺是最常用的血管活性药物，兼具兴奋α、β和多巴胺受体的作用。小剂量多巴胺可增加心肌收缩力和增加心排血量,并扩张胃肠道和肾等内脏器官的血管;大剂量则使血管收缩,外周阻力升高。去甲肾上腺素也较为常用,主要兴奋α受体,具有兴奋心肌、收缩血管、升高血压、增加冠状动脉血流量的作用。

(2)血管扩张剂　分为2类。①α受体阻滞药:解除去甲肾上腺素引起的小血管收缩和微循环淤滞并增强左心室收缩力,如酚妥拉明、酚苄明等;②抗胆碱能药:对抗乙酰胆碱所致的平滑肌痉挛,使血管扩张,改善微循环,如阿托品、山莨菪碱等。

(3)强心药　增强心肌收缩力、减慢心率。最常用的药物为强心苷(如毛花苷C)。

5. *DIC的治疗*　对诊断明确的DIC,早期可用肝素抗凝,用量为1.0mg/kg,每6小时1次。DIC晚期,纤维蛋白溶解系统亢进,则使用抗纤溶药物,如氨甲苯酸、氨基已酸,以及抗血小板黏附和聚集的药物,如阿司匹林、潘生丁和低分子右旋糖酐。

6. *皮质类固醇和其他药物的应用*　皮质类固醇适用于严重休克及感染性休克的患者。其主要作用有:①阻断α受体兴奋作用,扩张血管,降低外周血管阻力,改善微循环;②保护细胞内溶酶体,防止溶酶体破裂;③增强心肌收缩力,增加心排血量;④增强线粒体功能,防止白细胞积聚;⑤促进糖异生,减轻酸中毒。一般主张短期内大剂量应用,如地塞米松1~3mg/kg,一般使用1~2次,以防过多应用引起机体抗感染能力下降、切口愈合不良或加重应激性溃疡等不良反应。严重休克者,可适当延长应用时间。

其他药物如钙通道阻滞药维拉帕米、吗啡类拮抗剂纳洛酮、氧自由基清除剂超氧化物歧化酶（SOD）、前列环素（PGI_2）、三磷酸腺苷－氯化镁（ATP－$MgCl_2$）等也有助于休克的治疗。

（三）护理措施

1. 迅速补充血容量

（1）建立静脉通路　迅速建立2条以上静脉输液通道，大量快速补液（除心源性休克外）。周围静脉萎陷或肥胖患者穿刺困难时，应立即进行中心静脉穿刺，并同时监测CVP。

（2）合理补液

种类：一般先快速输入扩容作用迅速的晶体溶液，首选平衡盐溶液，也可选用3%～7.5%的高渗盐溶液以减轻组织肿胀；后输入扩容作用持久的胶体溶液，如低分子右旋糖酐、血浆、代血浆、全血、人血白蛋白等。低分子右旋糖酐既可扩容，又可降低血液黏稠度，改善微循环；全血是补充血容量的最佳胶体液，急性失血量超过30%应快速输注全血；血细胞比容低于25%～30%时，可输注浓缩红细胞。

速度和量：根据患者的临床表现、心肺功能，特别是动脉血压及CVP等进行综合分析，合理安排及调整补液的速度和量。血压和CVP均低时，提示全身血容量明显不足，需快速大量补液；血压低而CVP高时，提示血容量相对较多或可能心功能不全，此时应减慢输液速度，适当限制补液量，以防发生急性肺水肿或心功能衰竭。

（3）病情观察　定时监测患者的生命体征、意识、面色、肢端温度及色泽、CVP、尿量及尿比重等指标的变化，以判断补液效果。若患者从烦躁转为平静、淡漠迟钝转为对答如流、口唇红润、肢体温暖、血压升高、脉压变大、CVP 正常、尿量 >30m/h，提示血容量已基本补足，休克好转。

（4）记录出入量　准确记录输入液体的种类、数量、时间、速度，并记录 24h 出入水量以作为后续治疗的依据。

2. 改善组织灌注

（1）取休克体位　头和躯干抬高 20°~30°、下肢抬高 15°~20°，使膈肌下移，有利于呼吸；同时增加肢体回心血量，改善重要脏器血液供应。

（2）使用抗休克裤　其抗休克的原理为通过腹部和腿部加压，控制腹部或下肢的出血，同时促进静脉血液回流，改善重要脏器供血。休克纠正后，应由腹部开始缓慢放气，每 15 分钟测量血压 1 次，以免放气过快引起低血压。若发现血压下降超过 5mmHg，应停止放气并重新注气。

（3）用药护理

用药种类：临床常将血管收缩剂和扩张剂联合应用，以兼顾各重要脏器的血液灌注水平。大剂量多巴胺可使血管收缩、外周阻力升高，抗休克时不宜采用大剂量多巴胺，可将多巴胺与其他血管收缩剂合用。血管扩张剂可使血管容量扩大，造成血容量相对不足而导致血压下降，故应在血容量已基本补足而微循环未见好转时使用。在已充分补液、CVP >15cmH_2O 而动脉压仍低时，可考虑使用强心药。

浓度和速度：应从低浓度、慢速度开始，最好用输液泵来控制滴速。应用心电监护仪每 5~10 分钟测血压 1 次，血压平稳后每 15~30 分钟测 1 次，根据血压及时调整药物的浓度和速度，以防血压骤升或骤降。

用药观察：强心药物用药过程中应注意观察心率、心律及药物的副作用。

避免药物外渗：药物外渗可引起局部组织坏死，若发现注射部位红肿、疼痛，应立即更换注射部位，局部用0.25%普鲁卡因进行封闭。

停药护理：停药时应逐渐降低药物浓度、减慢速度后撤除，以防突然停药引起血压较大波动。

3. 维持有效气体交换

(1)保持呼吸道通畅　神志淡漠或昏迷者，应将头偏向一侧或置入通气导管，以防舌后坠或呕吐物、气道分泌物等引起误吸。在病情允许的情况下，鼓励患者进行深呼吸训练，协助叩背并进行有效咳嗽、排痰。气管插管或气管切开者应及时吸痰。定时观察呼吸音变化，若有肺部湿啰音或喉头痰鸣者，及时清除呼吸道分泌物。协助患者进行双上肢和胸廓运动，以促进肺扩张。

(2)改善缺氧　常规给氧，调节氧浓度为40%～50%、氧流量为6～8L/min为宜。严重呼吸困难者，协助医师进行气管插管或气管切开，尽早使用呼吸机辅助呼吸。

(3)监测呼吸功能　密切观察患者的呼吸频率、节律及深度，动态监测动脉血气分析，了解缺氧程度及呼吸功能。若患者出现进行性呼吸困难、发绀、氧分压<60mmHg且吸氧后无改善，提示出现呼吸衰竭或ARDS，应立即报告医师并协助气管插管行机械通气。

4. 维持正常体温

(1)监测体温　每4小时1次，密切观察其变化。

(2)保暖　体温过低时应注意保暖,可采取加盖被子或调高室温等方法,禁忌用热水袋或电热毯等提高体表温度,以防烫伤及因局部皮肤血管扩张、组织耗氧量增加而引起重要内脏器官血流量进一步减少。

(3)降温　感染性休克患者出现高热时,应采取物理或药物等方法进行降温。病室应定时通风并调节适宜的温度及湿度,保持床单位的清洁、干燥,及时更换被汗液浸湿的衣被,做好皮肤护理。

(4)库存血的复温　失血性休克的患者需快速、大量输血时,若所输血液为库存血,应置于常温下复温后再输入,以免造成体温降低。

5. 防治感染　休克时机体处于应激状态,免疫功能下降,抵抗力减弱,易继发感染。应采取下列预防措施:①严格按照无菌原则进行各项护理操作;②预防肺部感染,避免患者误吸,必要时遵医嘱给予超声雾化吸入,以稀释患者痰液便于咳出;③加强留置导尿管的护理,预防泌尿系统感染;④有创面或伤口者,应及时更换敷料,保持创面或伤口清洁干燥;⑤遵医嘱合理应用有效抗生素;⑥提供合理的营养支持,增强机体抵抗力。

6. 预防压疮和意外受伤　病情允许时,协助患者每2小时翻身1次,按摩受压部位皮肤以预防压疮。烦躁或神志不清的患者,应加床边护栏以防坠床,必要时可用约束带固定四肢,以防止患者自行将输液管道或其他引流管拔出。

7. 监测血糖　部分患者因胰岛素抵抗可出现高血糖,从而导致严重的感染、多发性神经损伤、MODS甚至死亡。应严密监测血糖变化,遵医嘱应用胰岛素控制血糖。

8. 镇静镇痛　尽量保持患者安静，避免不必要的搬动，必要时给予镇静。疼痛剧烈者适当使用镇痛药物。

第二节　脂肪栓塞综合征

脂肪栓塞综合征是严重创伤性骨折后，以意识障碍、皮肤瘀斑和进行性低氧血症及呼吸窘迫为特征的综合征。通常发生在严重创伤，特别是长管状骨骨折后。以肺部病变为基础，肺功能不全为中心，并有神经系统的改变。进行性肺部病变发生呼吸衰竭，是死亡的主要原因。

一、病因

1. 骨折和骨科手术　主要见于脂肪含量丰富的长骨骨折，尤以股骨干为主的多发性骨折时发生率最高。在髋和膝人工关节置换术中，由于髓腔压力骤升，髓腔内脂肪和填充髓腔的黏合剂侵入血流，发生脂肪栓塞。

2. 软组织损伤　多数由手术或外伤累及脂肪及软组织所致，但此种原因引起的脂肪栓塞发生率远较骨折低。

3. 非创伤原因　如烧伤、乙醇中毒、感染及糖尿病合并高脂血症等原因所致的脂肪栓塞，多为病理所见，表现为临床脂肪栓塞者极为罕见。

二、发病机制

（一）脂肪栓子形成学说

脂肪栓塞综合征主要发生在严重创伤导致多发骨折和

骨折手术之后。也偶见于普通外科手术、一些内科疾病、高空飞行、胸外心脏按压等。其发病机制以机械和化学的联合学说为目前所公认。

1. 机械学说　骨折后，骨髓内脂肪滴释出，由于骨折局部血肿形成，或骨科手术操作造成髓腔内压力增加（如髓内针固定），使脂肪滴进入破裂的静脉血流中，因为脂肪滴进入血流和创伤后机体的应激反应，使血液流变学发生改变，如血小板、红细胞、白细胞和血脂质颗粒，均可聚集在脂肪滴表面。加之，组织凝血活酶的释放，促发血管内凝血，纤维蛋白沉积，使脂肪滴体积增大不能通过毛细血管而在肺血管床内形成脂肪栓塞，造成机械性阻塞。

2. 化学学说　创伤骨折后，机体应激反应通过交感神经－体液效应。释放大量儿茶酚胺，使肺及脂肪组织内的脂酶活力增加。在肺脂酶作用下发生水解，产生甘油及游离脂酸，过多的脂酸在肺内积聚，产生毒副作用，使肺内毛细血管通透性增加，而致肺间质水肿，肺泡出血，致肺不张和纤维蛋白栓子形成的一系列肺部病理改变，即化学性肺炎。

脂肪栓塞综合征的发生与创伤的严重程度有一定的关系。创伤骨折越严重，脂肪栓塞发生率越高，症状也越严重，甚至可以栓塞全身各脏器，但肺、脑、肾栓塞在临床上较为重要。

（二）脂肪栓子进入组织途径

栓子经右心室首先到肺，大的栓子形成肺栓塞，直径小于7～20μm 的脂肪栓子可以通过肺毛细血管进入大循环，部分栓子又可通过因肺部微循环受阻而通过开放的动、静脉交通支进入大循环，从而引起脑、心、肾、肝等的栓塞。患者胸、腹腔内压力增高时，肺静脉内的脂肪栓子可直接经Baton脊椎静脉进入脑静脉，造成脑静脉脂肪栓塞症。

三、病情评估及判断

（一）病情判断

脂肪栓塞综合征患者多有严重创伤史（常见的是严重骨折）及大手术史。骨折后是否发生脂肪栓塞综合征取决于许多因素，个体差异极大。脂肪栓塞综合征临床上可分为三类：①典型脂肪栓塞综合征，又称非暴发型、亚急性和完全型脂肪栓塞综合征。表现为创伤后出现一无症状的间歇期，伤后经过12～24小时清醒期后，开始发热，体温突然升高，出现脉快、呼吸系统症状及典型的脑功能障碍症状，且进展为木僵或昏迷。睑结膜及皮肤在外观上有特殊点状出血点，多在前胸和肩颈部。②不完全或部分脂肪栓塞综合征，发病隐匿，伤后1～6日内可出现轻度发热，心动过速，呼吸次数增多等非特异症状。③暴发型脂肪栓塞综合征，急性发病，伤后短期清醒，又很快发生昏迷、谵妄，有时出现痉挛、手足搐搦等脑症状。

（二）辅助检查

1. 血液检查　血红蛋白降低，在创伤后1～2天，较原水平降低30g/L以上。血小板呈进行性减少，血沉增快。

2. 胸部X线检查　一般在伤后72h出现。表现为弥漫性肺泡间质密度增加，或融合成斑片状阴影，以肺门及下肺野最为显著，呈暴风雪样影像或类似肺水肿改变。

3. 血气分析　动脉血氧分压（PaO_2）降低至70～80mmHg以下，称低氧血症。肺泡氧分压超过正常允许范围，表明肺内分流量增加。用于判断呼吸衰竭的发生、预后及指导治疗，有重要的参考价值。

四、救治与护理

（一）救治原则

对有脂肪栓塞综合征的患者所采取的措施，均为对症处理和支持疗法，旨在防止病情进一步加重。

1. 纠正休克　原则是纠正低氧血症状态，补充有效循环血量。休克可诱发和加重脂肪栓塞综合征的发生和发展，必须尽早纠正。在休克没有完全纠正之前，应妥善固定骨折的伤肢，切忌进行骨折的整复。否则不但会加重休克，而且将诱发或加重脂肪栓塞综合征的发生。在输液和输血的质和量上，应时刻注意避免引起肺水肿的发生，应在血流动力学稳定后，早期达到出入量的负平衡。

2. 呼吸支持　呼吸支持是基本的治疗措施。一般轻症患者，可以鼻管或面罩给氧，使动脉血氧分压维持在70～80mmHg以上即可。轻症者有自然痊愈倾向，而肺部病变明显的患者，应适当给予呼吸支持。创伤后3～5d应定时进行血气分析和胸部X线检查。对重症患者，应迅速建立通畅的气道，短期呼吸支持者可先行气管内插管，长期者应做气管切开。一般供氧措施若不能纠正低氧血症状态，应使用呼吸机辅助呼吸。

3. 减轻脑损害　由于脑细胞对缺氧最敏感，脑功能的保护十分重要。头部降温可以大大降低脑组织的新陈代谢，从而减轻脑缺氧状态和脑细胞损害。对因脑缺氧而昏迷的患者，应使用冰袋或冰帽头部降温，对高热患者尤为适宜。脱水疗法有利于减轻脑水肿，改善颅内高压状态和脑部的血液循环。可用抗癫痫药物和冬眠疗法来控制癫痫。有条件的患者可用高压氧治疗。

4. 药物治疗

(1)低分子右旋糖酐　有助于疏通微循环，还可预防和减轻严重脂肪栓塞综合征所并发的弥散性血管内凝血。慎用于伴有心衰和肺水肿的患者。常用剂量为 10 ~ 20ml/kg，成人每日 500 ~ 1000ml，分 1 ~ 2 次静脉滴注。

(2)肾上腺皮质激素　可以减轻或消除游离脂肪酸对呼吸膜的毒性作用，从而降低毛细血管通透性，减少肺间质水肿，稳定肺泡表面活性物质的作用，并减轻脑水肿效果较好。

(3)抑肽酶　可降低骨折创伤后一过性高脂血症，防止脂肪栓子对毛细血管的毒性作用；抑制骨折血肿激肽释放和组织蛋白分解，减慢脂滴进入血流速度；可以对抗血管内高凝和纤溶活动。

(4)肝素　有抗凝作用。可防治脂肪栓塞综合征患者继发的弥散性血管内凝血；同时可能有使脂肪酶活化、促进中性脂肪分解作用，从而有助于脂肪栓子的溶解和高脂血症的澄清。

(5)利尿剂　用 20% 甘露醇 250ml 和呋塞米 10 ~ 15mg，每日 1 ~ 2 次，可明显缓解肺间质水肿渗出。当 PaO_2

上升,胸部X线征明显改善。

(6)高渗葡萄糖注射液　单纯的高渗葡萄糖注射液、葡萄糖注射液+氨基酸或葡萄糖注射液+胰岛素降低儿茶酚胺的分泌,减少体内脂肪动员,缓解非脂化脂肪酸的毒性有一定的效果。

(7)清蛋白　由于其和游离脂肪酸结合,使后者毒性作用大大降低,故对肺脂肪栓子有治疗作用。

(二)护理措施

1.病情观察

(1)密切观察患者神志、体温、心率、呼吸、血压等生命体征的变化。

(2)监测患者尿量,观察尿液颜色、性质,准确记录。监测血钾、血肌酐、尿素氮及血气分析结果。

(3)密切观察皮肤情况,预防压疮,同时观察皮肤黏膜有无出血点、瘀斑等,伤后2～3d双肩前部、锁骨上部、前胸部及腹部等皮肤疏松部位可出现皮下出血点。

2.补充血容量　快速建立静脉通路,遵医嘱合理补液,定时监测中心静脉压、心功能,准确记录出入量,纠正休克。

3.呼吸功能监测及气道管理　密切监测呼吸功能,持续氧气吸入。及时清除口腔及呼吸道分泌物,保持呼吸道通畅,进行机械通气的患者应注意气道湿化,观察痰液的量和颜色。

4.用药护理　正确执行医嘱,注意配伍禁忌及用药反应。对应用镇静、止痛药物的患者,密切观察患者呼吸、血压和意识状况,动态进行镇静镇痛评分,及时调整用药剂量;对使用激素治疗的患者应警惕应激性溃疡的发生,观察患者有无腹痛、便血等消化道出血症状。

5. 患肢护理　骨折所致脂肪栓塞常与骨折端的过度活动及外力有关,应注意保持骨折肢体安全有效的制动,减少各压力点压力,促进血液循环。在翻身更换床单、皮肤护理和搬移时动作要轻柔,以减少或杜绝骨髓内脂肪滴进入血循环。

6. 心理护理　积极消除患者的焦虑与恐惧心理,对于患者的诉求耐心聆听,主动解释治疗措施与目的,使其能积极配合。

第三节　挤压综合征

挤压综合征是指四肢或者躯干肌肉丰厚的部位,遭受重物长时间挤压,解除压迫后,出现的肢体肿胀、肌红蛋白血症、肌红蛋白尿、高血钾、急性肾衰竭和创伤性休克等综合征。

一、病因

挤压综合征多见于地震、战争时的空袭、房屋倒塌而造成肢体受压。平常时期散在发生,多见于矿井、建筑工程的塌方事故,车祸,高位断肢再植后,一氧化碳中毒或安眠药过量等情况下,亦可因患者在神志不清或昏迷状态中,被动体位造成的自压等原因。

二、发病机制

1. 肌肉缺血坏死　当肌肉组织长时间受压解除后，局部血液循环重建。肌肉坏死后的肌红蛋白、各种离子、酸性代谢产物、血管活性物质以及组织毒素等有害物质释放入血，这些物质通过循环再建或侧支循环进入体循环，加重创伤后机体的全身反应，造成肾脏损害，引发急性肾衰竭。

2. 肾缺血　挤压综合征造成肾缺血的原因，主要是有效循环血量不足和持久性低血压。肌肉缺血坏死后，大量血浆渗出，造成低血容量性休克，肾血流量减少继而发生肾缺血，同时解除压力后的酸性代谢产物释放入血，使机体处于酸中毒状态，大量的有害代谢物质沉积于肾小管，加重对肾脏的损害。在严重创伤后，由于机体应激反应和体液因素，造成血管活性物质（如肾上腺素、去甲肾上腺素、五羟色胺、组胺、血管紧张素、肾素、乳酸）等的释放，使肾脏微血管发生强烈而持久的反射性痉挛收缩，从而加重肾缺血。

3. 肾衰竭　肾衰竭的主要原因是：①释放入血的坏死的肌红蛋白进入肾脏后对肾小球滤过膜的毒性作用和机械性梗死作用；②肾缺血而引起的肾组织广泛的损伤、破坏、坏死；③休克抢救时间过久的肾脏不可逆性破坏。

三、病情评估及判断

（一）病情判断

挤压综合征患者通常有严重创伤史或创伤后肢体的长时间挤压史。

1. 局部表现　表现为受伤后四肢肿胀。一般在外部压力解除后，即出现受压部位肿胀，并逐渐加重。此外，可见皮肤有压痕，皮肤变硬，张力增强，皮下淤血，在受压皮肤周围可有水疱形成。有的伤肢外观可无明显改变，甚至还能自如活动，常被忽视而漏诊，并因未限制活动而使伤情发展。随后，伤部迅速肿胀，不断加剧，皮肤变硬，皮下淤血。肿胀肢体影响循环，则肢体远端变冷，甚至坏死。

2. 全身反应　在未出现急性肾功能不全时，全身症状可不明显。出现肾衰竭后，其症状及经过与一般急性肾衰竭相似。

(1)休克与血压　部分患者早期可不出现休克，或休克期短暂而未发现。部分患者则因大量血液成分进入组织间隙，或有开放伤口失血较多，在解除外部压力后数小时内，即出现持久性低血压，甚至休克。

(2)肌红蛋白尿　肌红蛋白尿是诊断挤压综合征的一个重要依据，也是与单纯创伤后急性肾衰竭的重要区别点。患者伤肢解除压力后，24h 内出现棕红色或褐色尿，同时尿量减少，尿比重增高。血与尿中肌红蛋白的浓度，在伤肢减压后 4 ~ 12h 达到高峰，随后逐渐下降，1 ~ 2 日后恢复正常。

(3)高钾血症　挤压综合征患者大量肌肉坏死造成大量钾离子释放入血，同时因肾衰竭造成排钾困难，在少尿期，血钾迅速上升，甚至 24h 升到致命水平。高血钾同时伴有血磷、血镁增高及血钙降低，加重了对心肌的抑制和毒性作用，引起严重的心脏功能紊乱或心律失常及心肌中毒而造成死亡。

(4)酸中毒　肌肉缺血坏死后,释放大量磷酸根、硫酸根和乳酸等酸性代谢产物入血,使体内 pH 值降低,发生代谢性酸中毒。患者可有呼吸深大、神志不清、烦躁不安、恶心等表现。

(5)其他检验　如测定谷草转氨酶(GOT)、肌酸激酶(CK)等肌肉缺血坏死所释出的酶,以便了解肌肉坏死程度及其规律;检查血红蛋白、红细胞计数、红细胞比容,以估计失血、血浆成分的丢失、贫血等;测定血小板,出、凝血时间,可提示机体凝血、纤溶机制的异常;测定白细胞计数以提示有无感染存在等。

(二)辅助检查

1. 血、尿常规检查　提示有代谢性酸中毒、高钾血症、肌红蛋白血症、肌红蛋白尿与肾功能损害。休克纠正后首次排尿呈褐色或棕红色,为酸性,尿量少,比重高,内含红细胞、血与肌红蛋白、白蛋白、肌酸、肌酐和色素颗粒管型等。每日应严格记录出入量,监测尿比重,尿比重低于 1.018 以下是诊断急性肾衰竭的主要指标之一。

2. 血色素、红细胞计数与红细胞比容　可用于估计失血、血浆成分丢失、贫血或少尿期尿潴留的程度。

3. 血小板与出凝血时间　可提示机体出凝血、纤溶机制的异常。

4. GOT、CK　测定肌肉缺血坏死所释放的酶,可了解肌肉坏死程度及其消长规律。

5. 血钾、血铁、血肌红蛋白测定　了解病情的严重程度。

四、救治与护理

（一）现场救护

1. 地震或战时出现大批患者的情况下，抢救人员应迅速进入现场，抓紧一切时间、积极抢救患者，力争早期解除重物的外部压力，减少挤压综合征发生的机会。

2. 伤肢应制动，尤其对尚能行动的患者，要说明活动的危险性，尽量减少伤肢活动。也不应按摩、热敷或抬高伤肢。

3. 伤肢应暴露在凉爽的空气中（冬季要防冻伤），或用凉水降低伤肢温度。

4. 如挤压的伤肢有开放伤及活动出血者应止血，但避免应用“加压绷带”，更不应该用止血带（有大血管断裂时例外）。

5. 在转运途中或野战医院检伤分类后，对受压超过45～60min以上的患者，或不论时间长短有受压史者，可一律饮用碱性饮料，每8g碳酸氢钠溶于1000～2000ml水中，再加适量糖及食盐饮用，既可利尿，又可碱化尿液，防止肌红蛋白在肾小管中沉淀。对不能进食者，可用5%碳酸氢钠溶液150～300ml静脉滴注。

6. 纠正血容量丢失，防治休克。由于受压肢体在解除压力后迅速肿胀，致使有效血容量减少，要及时补充液体，纠正血容量不足状态，防止休克，增加肾血流量，预防肾血管痉挛，减少肾缺血、缺氧的机会。

(二)医院内救护

1. 伤肢处理

(1)早期切开减压　其适应证为:①有明显挤压伤史;②伤肢明显肿胀,局部张力高,质硬,有运动和感觉障碍;③尿肌红蛋白试验阳性或肉眼见茶褐色尿。

(2)截肢　其适应证为:①患肢肌肉已坏死,并见尿肌红蛋白试验阳性成早期肾衰竭的迹象;②全身中毒症状严重,经切开减压等处理仍不见症状缓解,已危及患者生命;③患肢并发特异性感染,如气性坏疽等。

2. 全身治疗

(1)急性肾衰竭的治疗　对挤压综合征患者,一旦有肾衰竭的症状,应及早进行透析疗法。可明显降低由于急性肾衰竭所致高钾血症等造成的死亡率,有条件的医院可行血液透析治疗。腹膜透析操作简单,对大多数患者亦能收到良好的效果。

(2)其他治疗　纠正电解质紊乱,密切监测血钾、钠、氯和钙的浓度,严格控制使用含钾量高的药物和食物,不用长期库存血;发生酸中毒立即给予纠正;增进营养,给予高脂高糖低蛋白质食物;正确应用抗生素防治感染等。

3. 预防　由于挤压综合征的病死率较高,对于肢体挤压、砸、轧伤后,应积极预防急性肾衰竭和挤压综合征的发生。

(1)伤后补液(乳酸钠林格液)　伤后尽快补液十分重要,如胶体液可使用血浆或右旋糖酐。

(2)碱化尿液　由于挤压综合征常有酸中毒,故早期补充血容量时，应用碱性药物碱化尿液，预防酸中毒，防止肌红蛋白与酸性尿液作用后在肾小管中沉积。

(3)利尿 在血压稳定之后，可进行利尿，使肾实质在受到损害之前，有较多的碱性尿液通过肾小管，增加肌红蛋白等有害物质的排泄。可选用20%甘露醇快速静脉输入，其高渗透压作用可使肾脏血流增加，使肾小球滤过率增加，肾小管保持充盈状态，减轻肾间质水肿，防止肾小管中的凝集物沉淀，从而保护肾脏功能，因此宜在挤压砸伤后早期应用。

(4)解除肾血管痉挛 组织挤压伤后，血液中肾素、组胺等收缩血管物质浓度增加，使肾脏血管收缩痉挛。早期与输入甘露醇的同时，可使用血管扩张药物以解除肾血管痉挛，增加肾血流量。

(三)护理措施

1. 病情观察

(1)生命体征 由于受压肢体解除压力后迅速肿胀，导致有效血容量减少，易发生休克，尤其伴有外伤出血者。因此，应严密观察生命体征的变化，保持呼吸道畅通，给予氧气吸入，必要时使用心电监护仪持续监测生命体征，如发现患者表情淡漠、血压下降、脉搏细速、面色苍白等，应立即建立2条以上的静脉通道，快速补液，并立即报告医生予以处理。

(2)伤肢观察 应注意观察伤肢肿胀的情况，局部皮肤颜色、温度、患肢感觉及运动功能。如出现伤肢远端脉搏减弱或消失，神经感觉异常或丧失，运动功能减退或障碍等情况,应迅速报告医生,及时处理。对局部肿胀严重、张力大者,应协助医生及早行骨筋膜室切开减压,释放渗出物,改善血液循环。

(3)密切观察皮肤情况,避免压疮　对于条件允许的患者,应在保证伤肢固定的情况下,至少每2小时翻身一次,避免压疮的发生。

2. 伤肢护理　妥善固定伤肢,严禁不必要的肢体活动,将伤肢暴露在凉爽的空气中或用凉水湿敷,有条件的病房可使用空调,降低伤肢温度,从而降低组织代谢,减少体内毒素吸收。缓解损伤肌肉的缺氧情况,严禁将伤肢抬高,更不能按摩或热敷。对开放性伤口进行清创止血时,不可使用止血带,伤口严禁加压包扎。

3. 血清电解质和二氧化碳结合力监测　观察患者有无高血钾和酸中毒等。由于肌肉组织坏死,释放大量钾离子至血液,当发生肾衰竭时,排钾困难,引起钾离子体内潴留,且此类患者易发生代谢性酸中毒,引发高钾血症。因此,应根据测得的血清电解质,指导电解质的摄入,以防高血钾、高血镁、低血钠、低血钙等的发生。测定二氧化碳结合力,指导酸碱中和剂的应用。

4. 肾脏功能监测

(1)观察尿量及颜色　尿量及其颜色的改变是判断肾功能是否受到损害的一个有效指标。肾功能障碍时,常伴有少尿或无尿。因此,应准确测量并记录每小时和24h尿量及颜色。

(2)定时检测尿比重和尿渗透压　当尿比重值小于

1.01，尿渗透压下降时，说明患者伴有肾功能不全，尿浓缩功能障碍。

(3)测定内生肌酐清除率，以便了解肾小球滤过率。

(4)测量血尿素氮与肌酐，动态监测肾功能。

5. *用药护理* 正确执行医嘱，注意配伍禁忌及用药反应。正确补充液体，准确记录出入量，保证出入量的平衡。液体选择以电解质溶液和右旋糖酐为主，必要时输入新鲜血或血浆。少尿期严格限制液体入量，多尿期应根据尿量及时补充液体，防止发生脱水或电解质降低。

6. *加强基础护理* 做好口腔护理，根据 pH 值选择漱口液；指导有效咳嗽，防止坠积性肺炎；做好尿道及会阴部护理；定时协助患者变换体位，防止压疮的发生。

7. *饮食护理* 注意营养的补充。在饮食上应给高糖、高脂肪、低蛋白食物，以减少体内蛋白质的分解，控制含钾量高的食物，以避免高血钾症的发生。

8. *心理护理* 由于患者大多是遭受突然的意外伤害，缺乏足够的思想准备，加之创伤后局部疼痛不适，常表现为惊慌恐惧、焦虑不安。护理人员应积极消除患者的焦虑与恐惧心理，解释治疗措施与目的，使其能积极配合。

第四节 多器官功能障碍综合征

多器官功能障碍综合征(multiple organ dysfunction syndrome，MODS)是指在多种急性致病因素所致机体原发病变的基础上引发 2 个或 2 个以上器官同时或序贯出现的可逆性功能障碍，其恶化的结局是多器官功能衰竭（multiple organ failure，MOF）。

MODS具有其特征性表现：①发病前器官功能基本正常，或器官功能受损但处于相对稳定的生理状态。②从初次打击到器官功能障碍有一定的间隔时间，常超过24h。③衰竭的器官往往不是原发致病因素直接损害的器官，而发生在原发损害的远隔器官。④器官功能障碍的发生呈序贯性，最先受累的器官常见于肺和消化器官。⑤病理变化缺乏特异性，以细胞组织水肿、炎症细胞浸润和微血栓形成等常见，显著不同于慢性器官功能衰竭时组织细胞坏死、增生、纤维化和器官萎缩等病理过程。器官病理损伤和功能障碍程度不相一致。⑥病情发展迅速，一般抗感染、器官功能支持或对症治疗效果差，死亡率高。⑦在急性致病因素作用下引发的MODS过程，器官功能障碍和病理损害是可逆的，治愈后器官功能可望恢复到病前状态，不遗留并发症，不复发。⑧感染、创伤、休克、急性脑功能障碍（心搏骤停复苏后、急性大面积脑出血）等是其常见诱因。

一、病因

常见病因有严重感染、休克、心肺复苏后、严重创伤、大手术，严重烧（烫、冻）伤、挤压综合征、重症胰腺炎、急性药物或毒物中毒等，在原有慢性心、肾、肝功能障碍等疾病的基础上，遭受急性打击后更易发生MODS，诱发MODS和死亡的高危因素包括高龄（年龄≥55岁）、慢性疾病、营养不良、嗜酒、创伤及危重病评分增高等。

二、发病机制

1. 全身炎症反应失控　全身炎症反应综合征(systemic inflammatory response syndrome, SIRS)时单核－巨噬细胞系统被激活,释放促炎介质如TNF－α、IL－1、IL－6、PAF等进入血液循环,损伤血管内皮细胞,导致血管壁通透性增高、血栓形成和运输器官的损伤。这些促炎介质又可促使内皮细胞和白细胞激活,产生TNF－α、IL、PAF等细胞因子,加重器官损伤。中性粒细胞激活后可黏附于血管壁,并释放氧自由基、溶酶体酶、血栓素和白三烯等血管活性物质,进一步损伤血管壁,形成恶性循环。导致炎症反应失控性放大,从而造成组织器官的严重损伤。当促炎反应占优势时,表现为免疫亢进或SIRS,机体对外来打击的反应过于强烈而损伤自身细胞,导致MODS。当抗炎反应占优势时,表现为免疫麻痹或CARS,机体对外来刺激的反应低下,增加对感染的易感性,从而加剧脓毒症和MODS。SIRS和CARS均反映了机体炎症反应的失控状态,这可能是诱发MODS的根本原因。

2. 细菌和毒素移位　正常情况下肠黏膜及淋巴组织起着重要屏障作用,肠腔细菌及毒素不能透过肠黏膜屏障进入血循环。严重创伤、休克、感染等应激状态下胃肠黏膜供血不足,屏障功能受损,使大量细菌和毒素吸收入血形成肠源性毒血症,介导引发全身炎症反应,最后导致MODS。

3. 组织缺血－再灌注损伤　严重创伤、休克或感染等引起重要器官缺血、缺氧和细胞受损,出现细胞功能障碍。组织器官微循环灌注恢复时,催化氧分子产生大量氧自由基,损伤细胞膜,导致器官功能损害。

4. 二次打击或双相预激　机体遭受的最早创伤、休克等致伤因素可被视为第一次打击,使免疫细胞被激活处于一种“激发状态”,若再次出现致伤因素(如严重感染、脓毒症、导管性菌血症等)则构成第二次打击。即使打击的强度不及第一次也能造成处于激发状态的炎性细胞更为剧烈的反应,超量释放细胞和体液介质。由炎性细胞释放的介质作用于靶细胞后还可以导致“二级”“三级”甚至更多级别新的介质产生,从而形成瀑布样反应,最终导致 MODS。所以,首次打击造成的器官损害并不是真正意义的 MODS,而它引起的机体改变却成为 SIRS 的刺激因素,为二次打击造成全身炎症反应失控和器官功能障碍起到了预激作用。

5. 基因调控　基因多态性(即基因组序列上的变异)可能是决定人体对应激打击易感性和耐受性、临床表现多样性以及药物治疗反应差异性的重要因素。

三、病情评估及判断

临床上常根据原发急症发病后 MODS 出现的时间将其分为速发型和迟发型两类。速发型 MODS 是指在原发急症发病 24 小时之后同时有 2 个或更多的器官或系统发生功能障碍,如急性呼吸窘迫综合征(ARDS)、急性肾衰竭(ARF)和弥散性血管内凝血(DIC)。其中又以 ARDS 发生率最高,患者常常由于呼吸衰竭继而发生其他器官或系统的功能障碍和衰竭。迟发型 MODS 是先发生一个重要系统或器官的功能障碍,经一定的处理后略有缓解,处于一个近似稳定的时期,但随后发生更多的器官或系统功能障碍。

目前 MODS 的判断多参照 Fry - MODS 的诊断标准(表 2 - 1),器官功能障碍是一个临床动态变化过程,应动态评价以早期干预。

表 2 - 1　MODS 诊断标准

器官或系统	诊断标准
循环系统	收缩压 < 90mmHg 持续 1h 以上,或需要药物支持才能稳定
呼吸系统	急性起病,$PaO_2/FiO_2 \leq 200$(已用或未用 PEEP),X 线胸片见双肺浸润,PCWP ≤ 18mmHg,或无左房压升高的证据
肾脏	血肌酐浓度 > 177μmol/L 伴有少尿或多尿,或需要血液净化治疗
肝脏	血清总胆红素 > 34.2μmol/L,血清转氨酶在正常值上限的 2 倍以上,或出现肝性脑病
胃肠道	上消化道出血,24h 出血量 > 400ml,或不能耐受食物,或消化道坏死或穿孔
血液系统	血小板计数 $< 50 \times 10^9/L$ 或减少 25%,或出现 DIC
代谢	不能为机体提供所需能量,糖耐量降低,需用胰岛素;或出现骨骼肌萎缩、肌无力等表现
中枢神经系统	GCS < 7 分

MODS 的临床表现因基础疾病、感染部位、器官代偿能力、治疗措施等的不同而各异。MODS 的病程一般为 14 ~ 21d,经历休克、复苏、高分解代谢状态和器官功能衰竭 4 个期(表 2 - 2)。

表 2－2 MODS 的临床分期和临床表现

临床表现	1 期	2 期	3 期	4 期
一般情况	正常或轻度烦躁	急性病态，烦躁	一般情况差	濒死感
循环系统	需补充容量	容量依赖性高动力学	休克、心输出量下降、水肿	依赖血管活性药物维持血压，水肿，SvO_2升高
呼吸系统	轻度呼碱	呼吸急促，呼碱，低氧血症	ARDS，严重低氧血症	呼酸，气压伤，高碳酸血症
肾脏	少尿，利尿药有效	肌酐清除率降低，轻度氮质血症	氮质血症，有血液透析指征	少尿，透析时循环不稳定
胃肠道	胃肠道胀气	不能耐受食物	应激性溃疡、肠梗阻	腹泻、缺血性肠炎
肝脏	正常或轻度胆汁淤积	高胆红素血症，PT 延长	临床黄疸	转氨酶升高，重度黄疸
代谢	高血糖，胰岛素需求增加	高分解代谢	代酸，血糖升高	骨骼肌萎缩，乳酸酸中毒
中枢神经系统	意识模糊	嗜睡	昏迷	昏迷
血液系统	正常或轻度异常	血小板减少，白细胞增多或减少	凝血功能异常	不能纠正的凝血功能异常

四、救治与护理

（一）救治原则

1. 控制原发病是 MODS 治疗的关键，应及时有效地处理原发病。减少、阻断炎症介质或毒素的产生与释放。防治休克和缺血再灌注损伤。

2. 器官功能支持和维护

（1）呼吸功能　合理进行氧疗，必要时行机械通气支持。ARDS 时行机械通气有助于缓解全身组织缺氧，维持肺内容量。不适当的机械通气可以放大肺部炎症反应，加快炎症介质由肺部向其他系统移位，加重 MODS。

（2）循环功能　尽早进行液体复苏，为改善微循环组织灌注，必要时使用血管活性药物。必要时辅以主动脉内球囊反搏术或体外膜肺氧合等机械循环辅助治疗手段。

（3）肾脏功能　改善肾脏灌注。利尿，必要时行肾脏替代治疗，包括血液透析、腹膜透析及连续性肾脏替代疗法。

（4）胃肠功能　预防应激性溃疡发生，病情允许时应尽早给予肠内营养支持。促进胃功能恢复，改善胃肠道缺血再灌注损伤，恢复肠道微生态平衡等。

3. 合理使用抗生素　在经验性初始治疗时尽快明确病原菌，尽早转为目标治疗；应将病原学依据和临床表现相结合，区分病原菌的“致病”和“定植”；采用降阶梯治疗的策略，并注意防止菌群失调和真菌感染。

4. 其他　包括免疫与炎症反应调节治疗、激素治疗、营养与代谢支持和中医中药治疗等。

（二）护理措施

1. 病情观察

（1）密切观察患者神志、体温、心率、呼吸、血压等生命体征的变化，准确记录患者液体出入量，保持各种留置管道通畅。

（2）MODS 患者器官功能改变早期常无特异性或典型表现，出现明显或典型症状时往往器官功能已受损严重，难以逆转。因此，早期识别 MODS 具有非常重要的临床意义。应熟悉 MODS 的诱因和发生、发展过程。掌握 MODS 器官功能变化各期的临床表现，做好生命体征和辅助检查的监测，积极协助医生早期发现病情变化，预防器官衰竭的发生。

2. 即刻护理措施　按各器官功能改变时的紧急抢救流程、抢救药物的剂量、用法、注意事项和各种抢救设备的操作方法。熟练配合医生进行抢救。呼吸功能障碍患者要保持气道通畅，必要时协助医生进行气管插管呼吸机支持通气。急性左心衰患者立即予半卧位，吸氧，遵医嘱给予强心、利尿等药物治疗。

3. 器官功能监测与护理　严密监测患者呼吸功能、循环功能、中枢神经系统功能、肾功能、肝功能、胃肠功能和凝血系统功能等。遵医嘱做好对各器官功能的支持和护理，评估各种器官功能支持和保护的效果。及时发现器官功能变化并配合医生采取相应的处理措施，尽可能维持或促进各器官功能的恢复，减少器官损害的数量和程度，从而降低死亡率。

4. *感染预防与护理*　MODS 患者免疫功能低下,机体抵抗力差,极易发生院内感染,因此,应加强口腔护理、气道护理、尿路护理、静脉导管护理和皮肤护理等;严格执行无菌技术、手卫生、探视等院内感染管理制度;早期、正确采集血、尿、痰等标本进行细菌培养和药物敏感试验,为治疗提供依据;监测各辅助检查指标的变化,及时报告医生,尽早使用足量的抗生素控制感染。

5. *心理护理*　MODS 患者存在严重的机体损伤和精神创伤,如疼痛、失眠、对残疾或死亡的恐惧,经济负担的压力等,需要医护人员给予患者心理和精神支持,并应让患者家属参与到治疗过程中,帮助患者度过疾病危重阶段并避免创伤后应激综合征的发生。

第五节　血栓栓塞性疾病

血栓栓塞性疾病是指各种内在或外在因素导致动、静脉血管内血栓形成,从而导致组织、器官功能受到损害的一类疾病。在创伤患者中,静脉血栓栓塞症(venous thromboembolism,VTE)是血栓栓塞性疾病中引起患者发病和死亡的最主要并发症,其包括深静脉血栓形成(deep venous thrombosis,DVT)和肺血栓栓塞症(pulmonary thromboembolism,PTE)。

一、病因

血栓的形成与脱落是 VTE 的主要病因。活体血管内血液成分形成固体凝块的过程称为血栓形成,其形成的固体凝块称为血栓,血液的高凝状态、血管壁的损伤及静脉血流缓慢是导致深静脉血栓的3个主要因素。

1. 静脉壁损伤　可因静脉输注各种刺激性溶液导致静脉炎,骨折碎片损伤血管,静脉周围的感染病灶等引起静脉壁损伤,启动内源性凝血系统,导致血栓形成。

2. 血流缓慢　常见于手术、肢体制动、长期卧床或久坐者。

3. 血液高凝状态　创伤可引起血小板反应性改变,并且损伤的内皮细胞可产生促凝物质,启动内源性凝血途径,造成血液继发性高凝状态。

二、发病机制

创伤引起血小板反应性改变,具有强烈抗凝作用的蛋白C减少,造成继发性高凝状态;创伤后导致损伤的内皮细胞产生促凝物质,启动内源性凝血途径;创伤患者因长期卧床,活动受限,下肢血流相对处于缓滞状态。这些因素协同作用更易导致血栓的形成。静脉血栓形成初期,血栓与血管壁一般仅有轻度粘连,容易脱落,可引起肺栓塞等。激发炎症反应后,血栓与血管壁粘连可较紧密。

静脉血栓形成引起静脉回流障碍,其程度取决于受累血管的大小和部位,以及血栓的范围和性质。阻塞远端静脉压升高,毛细血管淤血,内皮细胞缺氧,使毛细血管渗透性增加,阻塞远端肢体出现肿胀。深静脉压升高及静脉回流障碍,使交通支静脉扩张开放,远端血流经交通支而入浅静脉,出现浅静脉扩张,使血栓向远端伸延。另一方面,血栓可以机化、再血管化和再内膜化,使静脉管腔能恢复一定程度的通畅。因管腔受纤维组织收缩作用影响以及瓣膜本身的破坏,可致静脉瓣膜功能不全。

三、病情评估与判断

(一)病情判断

血栓栓塞性疾病主要表现为血栓静脉远端血液回流障碍症状,可出现肢体肿胀、疼痛、浅静脉曲张、发热等。

1. 上肢深静脉血栓　患者往往前臂和手部肿胀、胀痛,上肢下垂时症状加重。

2. 上、下腔静脉血栓

(1)上腔静脉血栓　出现上肢静脉回流障碍表现,面颈部肿胀,球结膜充血水肿,眼睑肿胀,胸背以上浅静脉广泛扩张,胸壁扩张静脉血流方向向下。

(2)下腔静脉血栓　常为下肢深静脉血栓向上蔓延所致。主要表现为下肢深静脉回流障碍,躯干浅静脉扩张,血流方向向头端。

3. 下肢深静脉血栓　90% PTE 的血栓来源于下肢深静脉。下肢深静脉血栓最常见,可发生在下肢深静脉的任何部位。根据血栓形成的解剖部位分为 3 型。

(1)小腿肌肉静脉丛血栓形成(周围型)　是手术后深静脉血栓形成的好发部位。因病变范围较小,所激发的炎症反应程度较轻,临床症状并不明显,易被忽略。通常可感觉小腿部疼痛或胀感,腓肠肌有压痛,足踝部轻度肿胀。若在膝关节伸直位,将足急剧背屈,使腓肠肌与比目鱼肌伸长,可以激发血栓所引起的炎症性疼痛,而出现腓肠肌部疼痛，称为 Homans 征阳性。

(2)髂股静脉血栓形成(中央型)　左侧多见，起病骤急；局部疼痛，压痛；腹股沟韧带以下患肢肿胀明显；浅静脉扩张，尤以腹股沟部和下腹壁明显；在股三角区，可扪及股静脉充满血栓所形成的条索状物；伴有发热，但一般不超过38.9℃；可扩展侵犯至下腔静脉。

(3)全下肢深静脉血栓形成(混合型)　临床上最常见。临床表现可为前两者表现的相加，使患肢整个静脉系统几乎全部处于阻塞状态，同时引起动脉强烈痉挛者，疼痛剧烈，整个肢体明显肿胀，皮肤紧张、发亮、发绀，称为股青肿。有的可发生水疱或血疱，皮温明显降低，动脉搏动消失。全身反应明显，体温常达39℃以上，神志淡漠，有时有休克表现。

4. PTE　PTE 的症状多种多样，但均缺乏特征性，症状的严重程度亦有很大差别。从栓塞的部位、范围以及患者过往本身心肺功能的状态主要可表现为：①不明原因的呼吸困难及气促，活动后更为明显。②胸痛，包括胸膜炎样疼痛及心绞痛样疼痛。③咳嗽、咯血，以干咳、少量咯血多见。④惊恐、烦躁甚至濒死感。⑤心悸、发热等。前三项常被作为 PTE“三联征”。少量和小支的肺栓塞可不引起肺循环功能改变，大块血栓栓塞肺动脉或其主要分支可引起急性右心室扩张、急性肺心病，导致死亡。

(二)辅助检查

1. 放射性同位素检查　应用放射性标记的人体纤维蛋白原，能被正在形成的血栓所摄取，每克血栓中含量要比等量血液高5倍以上，因而形成放射性浓缩现象，在下肢进行扫描，即能判断有无血栓形成。该法操作简便，无创伤，正确率高，可以发现较小静脉隐匿型血栓。

2. 多普勒超声检查　将探头置于较大静脉的体表，可闻及或描记静脉血流音，如该部位无血流音，可说明静脉栓塞。应用新型显像仪，还可直接观察静脉直径及腔内情况，可了解栓塞的大小及其所在部位。

3. 静脉造影　最准确的检查方法，能使静脉直接显像，有效地判断有无血栓，确定血栓的大小、位置、形态及侧支循环情况。后期行逆行造影，还可了解静脉瓣膜功能情况。

4. 血液检查　下肢深静脉血栓形成的同时纤溶系统也被激活，血液中纤维蛋白复合物溶解时产生的降解产物D-二聚体浓度上升。

四、救治与护理

（一）救治原则

1. 非手术治疗　适用于周围型及超过3d的中央型和混合型血栓。

（1）一般处理　卧床休息、抬高患肢。病情缓解后可进行轻便活动，起床活动时着医用弹力袜或弹力绑带。

（2）药物治疗　包括利尿、溶栓、抗凝、祛聚及中医中药治疗等。

2. 手术疗法　静脉导管取栓术适用于病期在48h以内的中央型和混合型血栓。中央型可以考虑行腔内置管溶栓、球囊扩张、支架植入术，必要时安装下腔静脉滤器减少肺动脉栓塞的可能。混合型出现股青肿者应切开静脉壁直接取栓，术后辅以抗凝、祛聚治疗。

(二)护理措施

非手术治疗的护理/术前护理：

1. 病情观察　密切观察患肢疼痛的部位、持续时间、性质、程度，皮温、皮肤颜色、动脉搏动及肢体感觉等，并每日进行测量、记录、比较。

2. 体位与活动　①卧床休息1～2周，禁止热敷、按摩，避免活动幅度过大，避免用力排便，以免血栓脱落。②休息时患肢高于心脏平面20～30cm，改善静脉回流，减轻水肿和疼痛。③下床活动时，穿医用弹力袜或用弹力绷带，使用时间因栓塞部位而异，周围型血栓形成使用1～2周，中央型血栓形成可用3～6个月。

3. 饮食护理　宜进食低脂、高纤维食物，多饮水，保持大便通畅，避免因用力排便引起腹内压增高而影响下肢静脉回流。

4. 缓解疼痛　采用各种非药物手段缓解疼痛，必要时遵医嘱给予镇痛药物。

5. 用药护理　遵医嘱应用抗凝、溶栓、祛聚等药物，抗凝药物对于初次、继发于一过性危险因素者，至少服用3个月，对于初次原发者，服药6～12个月或更长时间。用药期间避免碰撞及跌倒，用软毛牙刷刷牙。对于使用抗凝药物治疗的患者，应严密观察患者是否存在出血现象，注意观察患者有无创口渗血或血肿，有无牙龈、消化道或泌尿道出血等情况。并定期监测凝血功能的变化，观察有无出血倾向，发现异常立即通知医生予以处理。

6. 肺栓塞的护理　注意患者有无胸痛、呼吸困难、咯血、血压下降,甚至晕厥等临床表现,如出现肺栓塞症状,立即嘱患者平卧,避免深呼吸、咳嗽及剧烈翻动,同时给予高浓度氧气吸入,并报告医生,配合抢救。

7. 预防措施　对于创伤患者,血栓栓塞性疾病的危险因素常常叠加出现,如年龄、制动、VTE 病史、妊娠或临产、口服避孕药、激素替代疗法等。对于存在危险因素的伤员,尤其是存在多种危险因素的伤员,应加强预防。预防措施可分为机械预防和化学药物预防。机械预防是指使用弹力袜、机械泵等,化学药物预防常采用华法林、肝素及阿司匹林等抗凝药物。

第六节　创伤后感染

创伤后感染是指机械性因子造成人体组织或器官损伤后,导致免疫功能紊乱或失调,致使病原微生物侵入人体内生长繁殖,从而造成局部或全身性炎症反应。

一、病因

创伤后感染的发生取决于四个因素:全身与局部因素、致病微生物因素、周围环境因素及医源性因素。

1. 全身与局部因素　创伤后全身免疫功能的降低是引起感染的主要原因。以往认为严重创伤后,人体免疫功能常发生不同程度的抑制现象,如中性粒细胞的趋化性降低,吞噬和杀死细菌功能下降,单核－巨噬细胞的吞噬、杀菌和产生细胞因子的能力降低；辅助T细胞减少，抑制T细胞增加，从而导致机体易发感染。目前的研究已经认识到，严重创伤后机体免疫功能既可能低下，也可能亢进，即免疫功能紊乱或失调。

严重创伤后的早期，多种体液介质和各种免疫细胞都参与了早期炎症反应、补体系统的应答，如补体系统的活化对中性粒细胞、单核－巨噬细胞的功能起到调理作用。如果致伤因素使处于激发状态的炎症细胞释放大量炎性介质，例如吞噬细胞释放肿瘤坏死因子、白介素等，作用于某些靶细胞后，靶细胞释放新的介质，这样多级介质的不断释放称为“瀑布样反应”或“级联反应”，最终形成SIRS，SIRS是“免疫亢进”的表现，此时促炎反应占据优势，会导致自身细胞损伤，严重者可导致MODS。

2. 致病微生物因素　开放伤口常伴有细菌污染，细菌主要来源于周围的接触物，随后的感染可发生在任何时段。感染的发生与致病微生物的毒力和数量有关。所谓毒力是指病原体形成毒素或胞外酶的能力和入侵、穿透以及繁殖的能力。毒力越大、感染细菌的数量越多，感染的可能性就越大。清创最好在伤后6h内进行，如条件不允许，可在有效抗感染药物的作用下推迟清创时间，可延长至8～12h或更长时间，但不能超过72h。

3. 周围环境因素　周围环境因素对创伤后是否发生感染也有较大的影响。如炎热、潮湿的环境会促进细菌的繁殖，污浊的空气可加大伤口感染的可能性。

4. 医源性因素　医源性因素往往成为伤后感染的重要原因。早期的外科处置不当，如清创不及时、不彻底、无效腔的残留、不严格的无菌技术、不合适的一期伤口缝合、抗感染药物的不合理应用以及术后护理不当，都是导致感染的医源性因素。

二、发病机制

1. *局部炎症反应*　当致病微生物侵入人体后增殖，激活局部炎症反应而形成临床感染。其典型临床特征为：红、肿、热、痛。创伤后患者发生感染的部位可以是伤口、肺部、泌尿道、腹腔或人体的任何部位，其中以伤口、肺部、泌尿系统感染最常见。局部炎症反应形成后，白细胞与血管内皮细胞经黏附分子相结合并附着在血管内壁，内皮细胞收缩，内皮间隙增大，利于吞噬细胞移行至血管外，进入感染区域清除病原菌。局部炎症反应的作用是使侵入的致病微生物局限化并最终被清除。

2. *全身性感染*　当局部炎症反应失去控制导致炎症扩散，引发全身炎症反应综合征而成为脓毒症。患者多出现体温、呼吸、心率以及白细胞计数方面的改变，但这并不是感染的特异性表现，各种严重侵袭造成体内炎症介质的大量释放都可以引起全身效应。临床上出现下列两项或两项以上表现时，即为全身炎症反应综合征：①体温 >38℃ 或 <36℃。②心率 $>90/\text{min}$。③呼吸 $>20/\text{min}$ 或二氧化碳分压 $<4.3\text{kPa}$。④白细胞计数 $>12\times10^9/\text{L}$ 或 $<4\times10^9/\text{L}$，或未成熟粒细胞 $>10\%$。

三、创伤后脓毒症

感染同时伴有全身炎症反应表现，如体温、呼吸、循环的改变称为脓毒症。

(一)病情评估及判断

创伤后脓毒症患者的临床表现包括原发感染病灶、全身炎症反应及器官灌注不足。以发热最常见,体温可高达40℃以上,年老体弱患者体温可无明显变化,同时可出现心率、呼吸的加快。原发感染病灶则多表现为相应组织或器官感染后的临床表现,如腹痛、恶心、呕吐、尿痛、尿频、伤口的红肿热痛。但老年人、免疫抑制患者可能缺乏相应临床表现。脓毒症严重可引起组织、器官的灌注不足,影响呼吸、消化、循环等多个系统,如无法控制,最终出现脓毒性休克,多器官功能障碍、衰竭以致死亡。

(二)救治与护理

1.救治原则

(1)紧急生理支持　按照急症患者评估方法评估患者并协助医生进行相应的紧急生理支持。

(2)早期液体复苏和循环支持　复苏液体可选择乳酸或醋酸林格液、人体血浆白蛋白等。液体复苏后休克仍难以纠正者,应使用血管活性药。根据患者病情,慎重选择积极性液体复苏和限制性液体复苏的转化时机点或复苏终点。

(3)控制感染　积极寻找并控制感染灶,如切除坏疽、拔出感染导管等。尽早使用抗生素,在抗生素应用前应进行血培养或病灶分泌物培养,根据细菌学检查结果和临床表现进行抗生素调整。

(4)器官功能支持　①并发急性肺损伤和ARDS的患

者需行机械通气治疗;②贫血和凝血功能障碍患者选择使用红细胞、新鲜冷冻血浆和血小板制剂等;③肾脏替代治疗清除体内过多的水、代谢产物和炎性介质,抑制炎症反应;④进行营养支持,预防应激性溃疡的发生。

2. 护理措施

(1)液体复苏治疗　目标是在最初 6h 内达到:①CVP 8～12cmH_2O;②平均动脉压≥65mmHg;③尿量≥0.5ml/(kg·h);④中心静脉血氧饱和度或混合静脉血氧饱和度($ScvO_2$或 SvO_2)≥70%。一旦确诊脓毒症,尽快建立至少两条静脉通路,有条件者协助建立中心静脉通路和有创动脉测压通路,以方便进行 CVP、动脉血压及 SvO_2 或 $ScvO_2$ 的监测。

(2)严密观察患者尿量、心律、血压、CVP 等指标,及时评估器官灌注改善情况,同时预防肺水肿的发生。留置尿管以便准确监测每小时尿量。

(3)必须保持呼吸道通畅,合理氧疗,预防呼吸衰竭。需要时配合医生建立人工气道进行机械通气支持。

(4)对高热患者进行物理降温,对体温不升者加强保暖。

(5)器官功能监测与护理

中枢神经系统功能:严密观察患者意识状态并进行 Glasgow 评分,及时发现精神错乱、躁动、定向障碍、意识障碍等表现。镇静患者严密评估镇静水平,及早发现神经功能障碍或药物的毒副作用。严密观察患者瞳孔大小、形状和对光反射,及时发现颅内病变征象。

呼吸功能:密切观察患者呼吸状况,评估有无呼吸急促或呼吸困难、发绀等低氧血症表现。监测患者呼吸频率、SpO_2和动脉血气,及早发现呼吸衰竭。正确提供氧疗、呼吸机通气支持护理和气道护理,防止缺氧、人工气道堵塞和意外拔管、肺部感染、窒息和气压伤等发生。ARDS 时做好肺保护性通气的各项措施,在允许性高碳酸血症通气时,应密切注意脑血管扩张和血压升高等改变。除有禁忌证的患者外,均应维持半卧位(床头抬高 30°~45°),防止机械通气过程中出现呼吸机相关性肺炎。实施镇痛和轻度镇静、每日唤醒镇静等方案,提高机械通气患者的舒适度,缓解焦虑,减少氧耗和降低人机对抗,利于各项治疗和护理操作。

循环功能:监测患者心电图、血压和外周循环状况,评估有无心律失常、低血压、毛细血管充盈时间延长等心功能障碍和组织灌注不良的表现。观察患者对液体复苏和血管活性药物的反应。

肾功能:监测每小时尿量、尿液性状、血清肌酐和尿素氮,及时发现少尿、肾灌注不足或功能不全的表现。做好肾脏替代治疗监测与护理。加强留置尿管护理,预防泌尿系统感染。

消化系统功能:应严密观察患者有无恶心、呕吐、腹胀、肠鸣音减弱、黄疸等,观察大便及胃管引流物性状,并进行胃肠黏膜内 pH 监测与肝功能监测。

(6)凝血功能　通过血小板计数、凝血时间等辅助检查严密监测患者凝血功能情况。观察患者伤口、穿刺点有无渗血,皮肤黏膜有无痛点、瘀斑形成。抗凝治疗患者应严密监测凝血功能指标,防止出血等并发症。

(7)用药护理　熟悉常用血管活性药物的种类、使用指征、用法、不良反应和注意事项。严密监测心电图、血压等变化,观察使用药物后血流动力学状况及氧代谢指标(如血乳酸)的变化。

(8)感染防治与护理 各项治疗和护理操作应严格遵循无菌技术规范。做好基础护理。留置中心静脉导管和动脉导管的患者应防止发生导管相关性血流感染。对可疑感染部位必要时正确采集标本进行病原学检查,以明确有无感染和选择敏感抗生素。

(9)并发症观察 做好各器官、系统功能的观察和支持,及时发现与报告器官功能障碍的表现,并配合医生进行处理,防止疾病恶化,改善预后。

四、创伤后破伤风

破伤风梭菌为革兰氏阳性带芽孢的厌氧杆菌,平时存在于人畜的肠道,随粪便排出体外,以芽孢状态分布于自然界,尤以土壤中为常见。此菌对环境适应性很强,能耐煮沸。破伤风感染后发病主要因素是存在缺氧环境,如果伤口深,且外口较小,内有坏死组织、血块充塞,或填塞过紧、局部缺血等;或同时存在需氧菌感染消耗了伤口内残留的氧气,就形成了一个适合该菌生长繁殖的缺氧环境。破伤风梭菌生长繁殖后产生外毒素,其中的痉挛毒素吸收至脊髓、脑干等处,引起肌紧张与肌痉挛。

(一)病情评估及判断

破伤风发病常有潜伏期,通常为 7 ~ 8d,也可能短至 24h,长达数月、数年不等。初起可有头晕、乏力、出汗、腱反射亢进、咬肌酸痛等前驱症状，一般持续1~2d，随后出现肌肉持续收缩的典型表现。最先累及的是咬肌，然后依次累及面肌、颈项肌、背腹肌、四肢肌群、膈肌和肋间肌。累及咬肌则出现咀嚼不利、痛性强直、牙关紧闭。面部肌肉受累则出现“苦笑”面容。累及躯干肌群出现腰部前凸、头足后屈，形如弓背，称为“角弓反张”。四肢肌肉受累痉挛，出现肘、膝弯曲，半握拳等不同姿态。发作时患者呼吸急促、面色发绀、口吐白沫、角弓反张、全身大汗，一般持续数秒、数分钟不等。病程通常在3~4周，重症在6周以上，第2周起发作频度下降，症状逐渐缓解。痊愈后的一段时间内，某些肌群仍有紧张及反射亢进表现。破伤风最常见的并发症是呼吸系统病变，如窒息、吸入性肺炎、肺不张。肌肉痉挛过强可引起肌肉撕裂、关节脱位、骨折等。呼吸肌的痉挛可导致机体处于缺氧、中毒状态，引起心动过速，时间过长可出现心衰，甚至心搏骤停。

（二）救治与护理

1.救治原则　采取积极的综合治疗措施，包括消除毒素来源、中和游离毒素、控制和解除肌肉痉挛，防治并发症。

（1）消除毒素来源　有伤口者，需在注射破伤风抗毒素（TAT）后，进行彻底清创。清除伤口的异物、坏死组织或脓液，敞开伤口充分引流，并用3%过氧化氢溶液冲洗。

（2）中和游离毒素　早期应用破伤风抗毒素，常规用量2万~5万U，肌内注射或加入5%葡萄糖溶液500~1000ml中缓慢静脉滴注，剂量不宜过大，用药前应作皮内过敏试验，以免引起过敏反应或血清病。破伤风免疫球蛋白早期应用有效，用法为3000～6000U，肌内注射，一般只用1次。

(3)控制和解除肌肉痉挛　是治疗的重要环节，目的是使患者镇静，降低其对外界刺激的敏感性，控制或减轻痉挛。可根据病情交替使用镇静、解痉药物。病情较重者，可用冬眠1号合剂(由氯丙嗪、异丙嗪各50mg，哌替啶100mg，加入5%葡萄糖250ml配成)静脉缓慢滴注，但低血容量时忌用。痉挛发作频繁不易控制者，可静脉缓慢注射硫喷妥钠，每次0.25～0.5g，但要警惕患者发生喉头痉挛和呼吸抑制，用于已做气管切开者比较安全。

(4)防治并发症　是降低破伤风患者病死率的重要措施。①肺部并发症：对于抽搐频繁、药物不易控制的严重患者，尽早行气管切开术、吸痰，必要时行呼吸机辅助呼吸，做好呼吸道管理，保持呼吸道通畅，避免发生窒息、肺不张、肺部感染等。已发生肺部感染者，根据菌种选用抗生素。②水、电解质紊乱：及时补充水、电解质。③营养不良：加强营养支持，必要时输注血浆、人血白蛋白或新鲜全血。④继发感染：青霉素80万～100万U，肌内注射，每4～6小时1次，或大剂量静脉滴注；也可给予甲硝唑2.5g/d，分次口服或静脉滴注，持续7～10d。

2. 预防措施

(1)正确处理伤口　遇到可疑伤口应彻底清除伤口内异物、坏死组织、积血等，用3%过氧化氢溶液冲洗和湿敷伤口，破坏有利于厌氧菌生长的缺氧环境。

(2)人工免疫　包括主动免疫和被动免疫。主动免疫可选择注射破伤风类毒素作为抗原，使人体产生抗体以达到免疫的目的。有主动免疫力者，伤后仅需肌内注射类毒素0.5ml,便可迅速强化机体的抗破伤风免疫力。被动免疫主要针对伤前未接受主动免疫者,早期皮下注射破伤风抗毒素1500~3000U或人体破伤风免疫球蛋白。因为破伤风的发病有潜伏期,尽早注射TAT有预防作用,但其作用短暂,有效期为10d左右,因此,对深部创伤、有潜在厌氧菌感染者,可在1周后追加注射1次。TAT易致过敏反应,注射前必须做过敏试验,阳性者按脱敏法注射。每次注射后需观察有无面色苍白、皮疹、皮肤瘙痒、打喷嚏、关节疼痛和血压下降等症状,一旦发生应立即停止注射,同时皮下注射肾上腺素1mg或肌内注射麻黄碱50mg(成人剂量)。目前最佳的被动免疫是肌内注射250~500U破伤风免疫球蛋白(TIG),一次注射后在人体可存留4~5周,免疫效能强于破伤风抗毒素约10倍。人体破伤风免疫球蛋白是由人体血浆中免疫球蛋白提纯而成,因无血清反应,故不需做过敏试验,早期应用有效。

3. 护理措施

(1)保持呼吸道通畅　备气管切开包及氧气吸入装置,急救药品和物品准备齐全。患者如频繁抽搐,药物不易控制,无法咳痰或有窒息危险,应尽早行气管切开,以便改善通气,清除呼吸道分泌物,必要时进行人工辅助呼吸。气管切开患者应注意做好呼吸道管理,包括气道雾化、湿化、冲洗等。协助患者定时翻身、叩背,以利于排痰。患者进食时注意避免呛咳、误吸;频繁抽搐者,禁止经口进食。

(2)防止患者受伤　使用带护栏的病床,必要时加用约束带固定患者,防止痉挛发作时患者坠床和自我伤害;关节部位放置软垫保护,防止肌腱断裂和骨折;抽搐时,应用合适的牙垫,防止舌咬伤。

（3）维持体液平衡　遵医嘱补液、保持静脉输液通路通畅,在每次抽搐发作后检查静脉通路,防止因抽搐致静脉通路堵塞、脱落而影响治疗。

（4）加强营养　协助患者进食高能量、高蛋白、高维生素的饮食,进食应少量多次,以免引起呛咳、误吸。病情严重不能经口进食者,予以鼻饲或静脉输液,必要时予以全肠外营养,以维持人体正常需要。

（5）病情观察　设专人护理,每4小时测量体温、脉搏、呼吸1次,根据需要测血压。患者抽搐发作时,观察、记录抽搐的次数、时间、症状。注意患者意识、尿量的变化,加强心肺功能的监护,密切观察有无并发症发生。

（6）人工冬眠的护理　应用人工冬眠过程中,应密切观察病情变化,做好各项监测,随时调整冬眠药物剂量,使患者处于浅睡状态,具体护理措施参见第三章——颅脑损伤患者的护理。

（7）一般护理　将患者安置于单人隔离病室,温度、湿度适宜,保持安静,遮光。避免各类干扰,减少探视,医护人员说话、走路要低声、轻悄;使用器具时避免发出噪音。治疗、护理等各项操作尽量集中,可在使用镇静剂30min内进行,以免刺激打扰患者而引起抽搐。

（8）用药护理　遵医嘱及时准确使用TAT、破伤风免疫球蛋白、镇静解痉药物、抗生素、降温药等,并观察记录用药后的效果。注意观察用药后的不良反应,尤其对于应用TAT的患者。

（9）隔离消毒　破伤风梭菌具有传染性,应严格执行接触隔离制度。

五、创伤后气性坏疽

气性坏疽(gas gangrene)是由革兰氏阳性的厌氧梭状芽孢杆菌所引起的一种以肌坏死或肌炎为特征的急性特异性感染。此类感染发展急剧,预后差。梭状芽孢杆菌广泛存在于人畜粪便和泥土中,故伤后污染此菌机会较多,但发生感染者不多。在人体抵抗力低下,同时存在开放性骨折伴血管损伤、挤压伤伴深部肌肉损伤、长时间使用止血带、石膏包扎过紧、肛门或会阴部的严重创伤等易继发气性坏疽。

梭状芽孢杆菌的致病因素主要是外毒素和酶。部分酶能通过脱氮、脱氨、发酵作用,产生大量硫化氢、氮气等不溶性气体,积聚在组织间;某些酶能使组织蛋白溶解,造成组织细胞坏死、渗出,产生恶性水肿。感染部位组织急剧膨胀压迫微血管,进一步加重组织的缺血、缺氧和失活,促进细菌生长繁殖,形成恶性循环。此外,这类细菌产生卵磷脂酶、透明质酸酶等,使细菌易于穿透组织间隙而加速扩散。病变一旦开始,可沿肌束或肌群向上、下扩展,肌肉转为砖红色,外观似熟肉,失去弹性。如侵犯皮下组织,气肿、水肿与组织坏死可迅速沿筋膜扩散。活体组织检查可见肌纤维间有大量气泡和革兰氏阳性粗短杆菌。

(一)病情评估及判断

气性坏疽的临床特点是病情发展迅速,患者全身情况可在 12 ~ 24h 全面迅速恶化。潜伏期一般为 1 ~ 4d,最短 8 ~ 10h。

1. 局部表现　早期患者自觉伤肢沉重，有包扎过紧感或疼痛感。随病变发展，伤处出现“胀裂样”剧痛，常为最早的症状，一般镇痛药不能缓解。患部肿胀明显，呈进行性加重，压痛剧烈。伤口周围皮肤肿胀、苍白、发亮，很快变为紫红色，进而变为紫黑色，并出现大小不等的水疱。轻压伤口周围可有捻发感，常有气泡从伤口溢出，并有稀薄、恶臭的浆液样血性分泌物流出。伤口内肌肉坏死，呈暗红色或土灰色，失去弹性，刀割时不收缩，也不出血。

2. 全身表现　患者出现头晕、头痛、表情淡漠或烦躁不安、高热、脉速、呼吸急促、大汗和进行性贫血。晚期患者可出现感染性休克、外周循环障碍和多器官功能衰竭等。

（二）救治与护理

1. 救治原则　气性坏疽一经诊断，应立即开始积极治疗，以挽救患者的生命，减少组织的坏死，降低截肢率。

（1）彻底清创　在积极抗休克和防治严重并发症的同时施行彻底清创术。病变区广泛、多处切开，清创范围达正常组织，切口敞开、不予缝合。若整个肢体已广泛感染、病变不能控制时，应果断进行截肢以挽救生命，残端不予缝合。术中、术后采用氧化剂冲洗和湿敷伤口，术后及时更换敷料，必要时再次清创。

（2）应用抗生素　静脉滴注大剂量青霉素，每日 1000 万~2000 万 U。大环内酯类（如琥乙红霉素、麦迪霉素）和硝基咪唑（如甲硝唑、替硝唑）也有一定疗效。

（3）高压氧治疗　提高组织间的含氧量，造成不适合细菌生长繁殖的环境。

(4)全身支持疗法　输血、纠正水及电解质紊乱、营养支持和对症处理(解热、镇痛)等,以改善机体抵抗力。

2. 护理措施

(1)疼痛护理　疼痛剧烈者,遵医嘱给予麻醉镇痛剂或采用自控镇痛泵。观察局部疼痛的性质、程度和特点。对截肢后出现幻觉疼痛者,应给予耐心解释,解除患者忧虑和恐惧。

(2)控制感染,维持正常体温　动态观察和记录体温、脉搏等变化;高热者予以物理降温或药物降温;遵医嘱及时、准确、合理应用抗生素。给予营养支持,提高患者抗感染能力。

(3)伤口护理　观察伤口周围皮肤的色泽、局部肿胀程度和伤口分泌物性质;对切开或截肢后的敞开伤口,应用3%过氧化氢溶液冲洗、湿敷,及时更换伤口敷料。对接受高压氧治疗者,注意观察氧疗后的伤口变化,做好记录。

(4)病情观察　对高热、烦躁、昏迷患者应密切观察其病情变化,若发现患者出现意识障碍、体温降低或升高、脉搏和心率加快、呼吸急促、面色苍白或发绀、尿量减少、血白细胞计数明显增多等感染性休克表现时,及时报告医师,并积极配合治疗和护理。

(5)心理护理　解释手术的必要性和重要性,帮助其正确理解并接受截肢术,鼓励患者正确看待肢体残障,增强其逐渐适应自身形体和日常生活变化的信心。

(6)消毒隔离　严格按照接触隔离的制度执行。

第三章　各部位创伤

第一节　颅脑创伤

颅脑损伤是常见的严重创伤，发生率占全身各部位伤的10%～20%，仅次于四肢伤，但其死亡率和致残率高居全身各部位损伤之首。颅脑外伤分为颅伤和脑伤两部分，两者既可单独发生，又可同时并存，通常被统称为颅脑外伤。颅脑损伤的发生与发展取决于两个基本条件：致伤的因素（如暴力的大小、方向、速度等）和头部组织受到暴力后，所发生的病理、生理变化。

一、病因

主要因交通事故、坠落、跌倒、火器伤等所致。

二、发病机制

颅脑损伤可由暴力直接作用于头部引起损伤，称为直接损伤；由暴力作用于身体其他部位，然后传导至头部所造成的损伤，称为间接损伤。

（一）直接损伤

①加速性损伤：相对静止的头部突然受到外力打击，头部沿外力的作用方向呈加速运动而造成的损伤，称为加速性损伤，例如钝器击伤。损伤部位主要发生在头部着力点。

②减速性损伤：运动着的头部，突然撞在静止的物体后引起的损伤，称为减速性损伤，例如坠落或跌倒时头部被物体阻挡停止运动。此类损伤发生于着力部位，以及着力部位对侧的脑组织及血管，即对冲伤。③挤压性损伤：两个或两个以上不同方向的外力同时作用于头部，颅骨变形造成的损伤，称为挤压性损伤，如车轮压轧和新生儿头颅产伤等。

（二）间接损伤

①患者坠落时双下肢或臀部着地，外力经脊柱传导至颅底引起颅底骨折和脑损伤。②外力作用躯干，引起躯干突然加速运动，由于惯性作用，头颅的运动落后于躯干，运动的躯干再快速带动相对静止的头颅，在颅颈之间发生强烈的过伸或过屈，头颅运动有如挥动鞭子末端的运动，造成颅颈交界处延髓与脊髓连接部的损伤，即挥鞭伤。③胸部突然遭受挤压时，胸腔压力突然升高，血液经上腔静脉逆行，使上胸、肩颈、头面部的皮肤和黏膜以及脑组织出现弥散点状出血灶，称为创伤性窒息。

三、病情判断及评估

（一）病情判断

颅脑损伤往往表现为意识障碍、头痛、恶心、呕吐、癫痫发作、肢体瘫痪、感觉障碍、失语及偏盲等。意识和瞳孔的改变是颅脑损伤患者最重要的临床症状和体征，应给予高度重视。在病史的采集中，受伤史是判断伤情的重要依据，询问受伤史时应包括：①受伤时间；②受伤原因；③外力大小；④着力部位与方式；⑤受伤当时和伤后的表现；⑥处理过程与既往史。

对急性颅脑损伤患者的体格检查,需根据损伤程度、伤情急缓、意识状态和能否配合检查等具体情况进行。目前国内外常用格拉斯哥昏迷计分法(GCS)对颅脑外伤的轻重进行判断,其分数越高,意识状态越佳(表3-1)。

表3-1 格拉斯哥昏迷计分法(GCS)

分值	项目		
	睁眼	语言	运动
1	无睁眼	无发音	无反应
2	疼痛刺激睁眼	只能发音	异常伸展(去大脑强直)
3	语言吩咐睁眼	只能说出(不适当)单词	异常屈曲(去皮质状态)
4	自发睁眼	言语错乱	对疼痛刺激屈曲反应
5		正常交流	对疼痛刺激定位反应
6			按吩咐动作

注:①轻型颅脑损伤昏迷时间在30min内,生命体征无明显改变。GCS评分13~15分。②中型颅脑损伤昏迷时间在12h以内,神经系统体征有轻度异常和生命体征改变。GCS评分9~12分。③重型颅脑损伤深度昏迷或昏迷时间超过12h,呈进行性加重或清醒后短期出现再昏迷,有明显的神经系统阳性体征和生命体征的改变。GCS评分5~8分。④特重型颅脑损伤伤后深昏迷伴去大脑强直,双侧瞳孔散大,生命体征严重紊乱,已有晚期脑疝。常伴有其他脏器的损伤、休克等。GCS评分3~4分。

对伤后迅速出现一侧或双侧瞳孔散大的患者，情况紧急，可简要检查：①气道、呼吸循环；②意识障碍程度；③瞳孔变化；④头部损伤的部位和情况；⑤眼、耳、鼻有无出血和流出液体；⑥有无偏瘫；⑦有无气胸、腹脏器损伤及四肢、脊柱和骨盆骨折；⑧有无病理反射。通过上述重点扼要的检查，可对伤情做出比较正确的判断，并迅速采取措施。

(二)辅助检查

CT 扫描检查是诊断颅脑创伤最迅速、准确的检查方法。对颅内血肿、脑挫裂伤、脑水肿、脑肿胀等诊断最准确。脑血管造影能提高颅内血肿的诊断准确率，但该方法为有创检查，受医疗机构条件的限制。

四、救治与护理

(一)现场救护

1. 保持呼吸道通畅　及时清除口鼻腔分泌物，注意口腔内有无活动的牙齿、义齿，如有应取出。若 GCS≤8 分，立即行气管插管。

2. 维持正常呼吸功能　给予氧气吸入，维持血氧饱和度≥95%，若已建立有效的人工气道，须防止过度换气，除非出现脑疝指征。

3. 伤口的处置　头部损伤有严重出血时，可用压迫法止血、盖上消毒纱布后加压包扎，包扎不宜过紧，以免加重局部组织的损伤。有脑组织膨出者，须用消毒碗碟覆盖后包扎；头皮撕脱伤，创口可用消毒纱布加压包扎止血，妥善保存撕脱的头皮。

4. 迅速建立静脉通路　迅速建立静脉通路，保证抢救药物及血液制品的及时输注，避免低血压，降低严重头部损伤患者的死亡率。

5. 脱水治疗　适用于病情较重的脑挫裂伤，有头痛、呕吐等颅内压增高情况，CT 显示合并脑水肿以及手术治疗前后使用，常用药物为甘露醇、呋塞米及清蛋白等。

(二)医院内救护

1. 非手术治疗

(1)建立人工气道　早期处理颅脑创伤的重要措施之一是迅速建立人工气道，保持呼吸道通畅，维持有效肺泡通气，纠正低氧血症。昏迷患者应尽早气管插管，有利于保持上呼吸道通畅，改善通气，同时给氧或机械通气治疗，重型颅脑创伤患者应尽早行气管切开术。

(2)降低颅内压治疗　迅速解除脑水肿、脑肿胀等引起颅内压增高的病因，有效控制颅内压。

(3)抗休克　颅脑创伤合并其他脏器创伤时易发生出血性休克，应积极抗休克治疗，包括输液、输血、纠正酸中毒、止血，合并肝、脾等脏器破裂时应尽早手术。

(4)防治癫痫　任何部位的脑创伤均可诱发癫痫，颅脑创伤后癫痫发作者应及时进行抗癫痫治疗，以免加重神经功能损伤，甚至导致死亡。常用药物有苯妥英钠、丙戊酸钠和卡马西平等，癫痫发作时可用地西泮。

(5)使用神经营养制剂　此类药物具有加强脑细胞代谢，改善脑细胞功能的作用，促进患者意识和神经功能恢复的作用。常用药物如 ATP、辅酶 A、胞磷胆碱、细胞色素 C 和谷维素等。

2. 手术治疗　手术治疗原则：全力抢救患者生命，尽可能保护神经系统功能，降低患者死亡率和伤残率。手术指征：①所有开放性颅脑创伤；②所有颅内血肿、重度脑挫裂伤、广泛性脑水肿和颅骨凹陷性骨折等所致颅内压增高明显，甚至脑疝；③颅内血肿和颅骨凹陷骨折已造成局灶性脑损害；④非手术治疗无效或病情出现恶化。手术治疗目的为清除颅内血肿、坏死脑组织和异物等，修复硬脑膜，凹陷骨折复位或去骨瓣减压等，控制颅内压增高，防止脑疝发生和发展，挽救患者生命。

（三）护理措施

1. 病情观察　密切观察患者生命体征的变化，如出现头痛、呕吐及生命体征异常应及时报告医生予以处理。存在脑脊液漏者，注意观察有无感染迹象。

2. 保持呼吸道通畅　对于存在意识障碍的患者，因其丧失正常的咳嗽反射和吞咽功能易发生误咽、误吸，或因下颌松弛导致舌后坠等原因引起呼吸道梗阻，且呼吸道梗阻往往会加重脑水肿，使颅内压升高导致病情恶化，故颅脑损伤患者应密切关注呼吸道情况。

（1）及时清除呼吸道异物　及时清除咽部的血块和呕吐物等，并注意吸痰，如发生呕吐，及时将患者头转向一侧，以免误吸。

（2）开放气道，维持呼吸功能　舌后坠者放置口咽通气管，必要时气管插管或气管切开。呼吸减弱且潮气量不足不能维持正常血氧者及早使用呼吸机辅助呼吸。

（3）加强呼吸道管理　保持室内适宜的温湿度，加强湿化，避免呼吸道分泌物过于黏稠，以利排痰。对于建立人工气道的患者加强气道管理。必要时遵医嘱给予抗生素，防治呼吸道感染。

3. 营养支持　创伤后的应激反应使分解代谢增强、血糖增高、乳酸堆积，后者可加重脑水肿。因此，应及时、有效补充能量和蛋白质，以减轻机体损耗。

4. 对症处理

（1）脑脊液外漏　如有血性液体从耳、口、鼻中流出，可能是颅底骨折造成了脑脊液外漏。安置患者取侧卧位，并将头部垫高15°～30°，观察脑脊液流量，如需插胃管，避免从鼻腔进入。

（2）脑疝　若患者出现频繁呕吐，两侧瞳孔不等大，呼吸浅慢或不规则，并出现四肢肌张力增加等严重脑疝的症状，应迅速给予20%甘露醇250ml静脉快速滴注（20～30min滴完），脱水降低颅内压，准备手术。

（3）开放性脑损伤　患者原则上尽早清创缝合，使之成为闭合性脑损伤。清创由浅至深，逐层进行，彻底清除骨片、头发等异物。

（4）窒息　一旦患者发生窒息，应立即用手或器械或吸引器，清除口鼻腔及咽喉部异物，将后坠的舌牵出，并将患者头偏向一侧，必要时行气管切开术。

（5）躁动　对于躁动患者应查明原因及时排除，慎用镇静剂，以免影响病情观察。应特别警惕躁动可能为脑疝发生前的表现。对躁动患者不可强加约束，避免因过分挣扎使颅内压进一步增高，加床栏保护并让其戴手套，以防坠床和抓伤,必要时由专人护理。

5. *心理护理* 对于清醒患者,因发病突然且缺乏对疾病的认知,常存在焦虑情绪,应及时解答患者疑问,介绍相关知识,加强心理疏导。

第二节 颌面部创伤

在各类交通事故中,颌面部创伤发生率高达80%。并且随着近年来我国交通工具的发展,颌面部创伤的病因中,交通事故因素所占比例呈逐年上升趋势。

一、病因

多见于交通事故伤,此外还包括亲密伴侣暴力、运动相关损伤、贯穿伤和坠落伤。

二、发病机制

颌面部创伤的患者,除外力直接造成的创伤外,往往伴发其他部位的损伤。由于颌面部血液循环丰富,伤后出血较多,易形成血肿,局部组织反应快而重,水肿或血肿的压迫可导致呼吸不畅,甚至窒息。颌面部损伤时还常伴有牙损伤,牙碎片附着结石和细菌,可引起局部组织创面的感染。

三、病情评估及判断

(一)病情判断

接诊颌面部创伤的患者,应快速准确地进行创伤评估,判断有无威胁生命的急症。颌面部外伤由于软组织肿胀及颌骨骨折错位均可引起面部的不对称，面神经损伤也可以引起两侧面部表情运动的不对称，特别需注意是否合并呼吸道不畅、大出血等危及生命情况的并发症。

头面部损伤时常合并颈椎损伤及颅脑损伤，应注意评估患者呼吸情况，对于神志清楚的患者，应及时询问肢体感觉，评估肢体活动情况，嘱患者避免头部不正确移动；神志不清者，则应高度怀疑颈椎受伤、及时按照颈椎损伤处置。一般青紫肿胀部位可能是颌骨骨折所在位置，牙咬合错乱也常是颌骨骨折的重要体征。肿胀部位若按压有捻发音，则表示有皮下气肿。

（二）辅助检查

通过 X 线拍片和 CT 影像学的检查，可明确是否存在骨折以及骨折的部位、类型、骨折线数目、方向，以及骨折断端的情况。

四、救治与护理

（一）现场救护

1. 保持呼吸道通畅　及时清除口、鼻腔分泌物，注意口腔内有无活动的牙齿、义齿，如有应取出。由于严重颌面部创伤引起的窒息，以组织移位及异物堵塞较多见，应迅速纠正患者体位，清除异物。

2. 维持正常呼吸功能　给予氧气吸入，维持血氧饱和度≥95%。

3. 伤口的处置　头面部损伤有严重出血时，可用压迫法止血、盖上消毒纱布后加压包扎,包扎不宜过紧,以免加重局部组织的损伤。对于较大的出血点,可用血管钳夹住,做结扎止血或连同止血钳包扎后转送。

4. 迅速建立静脉通路　快速建立静脉通路,保证抢救药物及血液制品的及时输注,避免低血压,降低严重头面部损伤患者的死亡率。

5. 若颌面部损伤患者出现呼吸困难,很可能发生了窒息。阻塞性梗塞常见于异物梗阻咽喉部、组织移位、肿胀血肿等原因;吸入性窒息,常见于昏迷患者的误吸。一旦患者发生窒息,应立即用手或器械或吸引器,清除口鼻腔及咽喉部异物,将后坠的舌牵出,并将患者头偏向一侧,必要时行气管切开术。

(二)医院内救护

对于开放性损伤,优先处理窒息、休克等严重合并症,病情稳定后进行清创缝合。闭合性损伤应镇痛、止血,促进血肿吸收,防止感染,恢复功能。颌骨骨折时应先进行全身检查与急救,再将骨折片复位并固定。对于病情平稳的患者可进行清创缝合及手术复位。

1. 清创缝合术　病情平稳者,应及早进行清创缝合术。伤后 6 ~ 8h 经彻底清创,应行初期缝合,若超过 12h,伤口清洁、早期应用抗生素、清创彻底的患者也可作初期缝合。但伤口范围大、组织破坏多、污染严重的患者,即使早期清创彻底也不应行初期缝合。

2. 手术复位　最常用的方法是切开复位内固定术,目的是恢复正常的咬合关系和面部外形,促进骨折愈合,辅以颌间牵引和颌间固定。

(三)护理措施

1. *病情观察*　密切观察患者生命体征变化,注意观察患者是否存在颅脑及颈椎损伤。

2. *保持呼吸道通畅*　患者头偏向一侧或采取俯卧位,便于口腔分泌物及呕吐物的引流,出血不多合并颅脑损伤的患者可采用半卧位。及时清理患者口腔中的异物或分泌物,保持呼吸道通畅。对于肿胀压迫呼吸道的伤员,可经口或鼻插入通气导管,以解除窒息。

3. *疼痛护理*　遵医嘱应用止痛剂或镇痛剂,并动态评估疼痛程度以指导用药。帮助患者学习放松疗法,分散疼痛的注意力。

4. *心理护理*　向患者解释疾病相关知识及操作目的,耐心倾听患者主诉,缓解患者焦虑情绪。

第三节　急性脊柱、脊髓创伤

脊柱创伤指脊柱受到直接或间接暴力所致的脊柱骨关节及相关韧带伤,常伴有脊髓和脊神经损伤。约有20%的脊柱损伤伴有脊髓损伤,患者致残率高,甚至因并发症而死亡,是最严重的创伤性疾病之一。

根据脊柱本身的连续性是否遭受完全的破坏,可以把脊柱损伤分为部分损伤和完全损伤。临床上部分损伤又可以根据脊柱的稳定性是否受累分为稳定性骨折和不稳定性骨折。按影像学,脊柱损伤分为压缩骨折、爆裂骨折、骨折脱位、Chance 骨折。

脊髓损伤可分为完全性脊髓损伤、不完全性脊髓损伤、脊髓震荡、中央综合征、脊髓半切综合征、前脊髓损伤、后脊髓损伤、无骨折脱位脊髓损伤、神经根损伤等。

一、病因

任何能够引起脊柱过度屈曲、伸展旋转或侧屈的暴力，都可造成脊柱损伤。多数脊柱创伤因间接暴力引起，少数为直接暴力所致。常见的病因有交通事故、高处坠落、高空坠物压砸等。

二、发病机制

1. *间接暴力*　多见于从高处坠落后头、肩、臀或足部着地，由于地面对身体的阻挡，使暴力传到脊柱造成创伤。

2. *直接暴力*　多见于战伤、爆炸伤、直接撞伤等。当发生脊柱损伤后，由于椎体的移位或碎骨片突出于椎管内，可对脊髓或马尾神经造成不同程度的损伤。多发生于颈椎下段或胸腰段。

患者在受伤前的姿势、损伤发生时体位的变化、暴力的大小、作用方向和速度都与脊柱损伤部位和程度密切相关。

三、病情评估及判断

（一）病情判断

对于存在脊柱骨折的伤员，包括颈椎骨折、胸椎骨折和腰椎骨折，存在不同的临床特点。颈椎骨折患者可有头颈部的疼痛，而胸腰椎损伤后，因腰背部肌肉痉挛、局部疼痛，患者常无法站立，或站起时腰背部无力，疼痛加剧。同时，腹膜后血肿刺激了腹腔神经节，使肠蠕动变慢，此时患者出现腹痛、腹胀等肠蠕动减慢症状。

伴有脊髓损伤者可有四肢或双下肢感觉和运动障碍，根据脊髓损伤的部位和程度，可出现不同的病情特征：

1. 脊髓震荡　脊髓损伤平面以下发生弛缓性瘫痪，感觉、运动、反射及括约肌功能全部或大部分丧失。一般在数小时到数日后感觉和运动功能开始恢复，不留任何神经系统后遗症。

2. 不完全性脊髓损伤　脊髓损伤平面以下感觉和运动功能部分丧失，称为不完全性脊髓损伤，包括4种类型：

（1）前脊髓综合征　颈脊髓前方受压严重，有时可引起脊髓前中央动脉闭塞，出现四肢瘫痪，下肢瘫痪重于上肢瘫痪。但下肢和会阴部仍保持位置觉和深感觉，有时甚至还保留浅感觉。在不完全性损伤中预后最差。

（2）后脊髓综合征　脊髓受损平面以下运动功能和痛、温觉、触觉存在，深感觉全部或部分消失。

（3）脊髓中央管周围综合征　多因颈椎过伸性损伤时，颈椎管容积急剧减小，脊髓受黄韧带的皱褶、椎间盘或骨刺的前后挤压，使脊髓中央管周围的传导束受到损伤。患者损伤平面以下四肢瘫痪，上肢瘫痪重于下肢瘫痪，没有感觉分离。

（4）脊髓半切征　为脊髓的半横切损伤，脊髓损伤平面以下同侧肢体的运动及深感觉消失，对侧肢体痛觉和温觉丧失。

3. 完全性脊髓损伤　完全性脊髓损伤随着病情进展会

出现不同的临床症状。损伤初期,脊髓损伤平面以下迟缓性瘫痪,感觉、运动、反射及括约肌功能完全丧失,包括肛门周围的感觉和肛门括约肌的收缩运动丧失,此期称为脊髓休克期。这是脊髓失去高级中枢控制的一种病理现象。2~4周后逐渐演变成痉挛性瘫痪,表现为肌张力增高,腱反射亢进,并出现病理性锥体束征。胸腰段脊髓损伤使下肢的感觉与运动功能发生障碍,称为截瘫。颈段脊髓损伤后,双上肢也有神经功能障碍,称为四肢瘫痪。上颈椎损伤时四肢均为痉挛性瘫痪,下颈椎损伤时由于脊髓颈膨大部位和神经根的损毁,上肢表现为迟缓性瘫痪,下肢仍为痉挛性瘫痪。

4. *脊髓圆锥损伤* 第12胸椎、第1腰椎骨折可发生脊髓圆锥损伤,表现为会阴区(鞍区)皮肤感觉缺失,括约肌功能丧失致大小便不能控制和性功能障碍,双下肢的感觉和运动功能仍保留正常。

5. *马尾神经损伤* 马尾神经起自第2腰椎的骶脊髓,一般终止于第1骶椎下缘。马尾神经完全损伤者少见。表现为损伤平面以下弛缓性瘫痪,有感觉及运动功能障碍及括约肌功能丧失,肌张力降低,腱反射消失。

(二)辅助检查

在无加重或引起脊髓伤的风险时,可拍摄X线正侧位片帮助诊断,若骨折片进入椎管内,CT扫描可以清晰显示骨折的部位及其移位的方向和范围,也可行CT椎管内重建,从而判断椎管形态。MRI可以得到更清晰的解剖图像,对脊柱完整性进行判定,便于对脊髓受伤程度的观察及脊髓休克的判断和对比。

四、救治与护理

（一）现场救护

1. 维持气道、呼吸通畅，给予氧气吸入，处理休克。

2. 凡是怀疑有脊柱损伤者，均应按脊柱骨折处理，做好颈部的固定并制动，避免二次伤害。凡是戴有头盔者，需按照移除头盔标准步骤，由两到三名专业人员移除后再行颈部制动。

3. 迅速建立静脉通路，保证药物按医嘱及时正确输注，伴有出血的伤员应予以止血包扎。

4. 评估患者四肢感觉、活动、腱反射及足踝部肌力等，初步确定损伤部位和损伤严重程度以及是否合并脊髓损伤。首先处理危及生命的合并伤。

5. 翻身转运时，使用标准的手法，妥善固定，以免增加脊柱的不稳定性。脊柱骨折患者从受伤现场运送至医院内的急救搬运方式至关重要，错误的搬运方式可能将碎骨片向后挤入椎管内，加重脊髓损伤。正确方式应采用担架、木板或门板运送，具体详见“第七章　急救常用技术”中脊柱损伤患者的转运。

（二）医院内救护

1. 整复骨折脱位　胸、腰椎压缩性骨折和脱位合并脊髓创伤者，可在受伤脊椎下垫枕，逐渐过伸，或采用双踝悬吊法进行复位。但不论采用何种复位法，动作宜轻柔，以防加重脊髓创伤。颈椎骨折脱位可采用颅骨牵引法，尽早复位。

2. 全身治疗　骨折复位后，应加强患者营养，早期亦考虑输入血浆或全血，也可给予少量胰岛素。对于高位截瘫患者，因肠蠕动减弱，进食易引起腹胀，压迫膈肌，故伤后一周饮食应予以限制。

3. 手术治疗

(1)手术指征　①颈、胸、腰椎创伤骨折脱位并伴有关节突绞锁者，应切开复位。②X 线片显示有骨折碎片或椎间盘突入椎管压迫脊髓者，应做椎板减压术。③截瘫平面不断上升者，多为椎管内有活动性出血，应进行椎板切除止血。④手法复位不满意、腰椎穿刺和压颈试验显示脑脊液有梗阻者，说明有压迫因素仍存在，应进行椎板切除探查及减压术。

(2)手术方法　包括椎板减压术、前方脊髓减压术和侧前方减压术等。

4. 功能锻炼　调动患者的积极性，积极进行功能锻炼，可使其树立起战胜病残，达到生活自理，争取参加工作的信心。功能锻炼应尽早进行，一般在伤后 6 ~ 8 周，骨折已基本愈合就应开始。锻炼之初利用床架，坐位引体向上，训练上肢肌力和腰部肌力，逐渐练习起坐、翻身和扶双拐站立及练习行走等。

(三)护理措施

1. 病情观察　密切观察患者生命体征的变化。对于脊柱骨折的患者应注意观察患者肢体感觉、运动、反射和括约肌功能是否随着病情发展而变化，及时发现脊髓损伤的征象，报告医生并协助处理。已确诊脊髓损伤的患者，由于脊髓损伤或手术刺激后易出现脊髓水肿反应，应密切观察躯体及肢体感觉和运动情况，当出现瘫痪平面上升、肢体麻木、肌力减弱或不能活动时，应立即通知医生处理。

2. 体位及活动　单纯脊柱骨折患者可根据骨折部位、程度和功能锻炼计划，指导患者早期活动及功能锻炼。单纯压缩性骨折患者卧床3d后开始腰背部肌肉锻炼，2个月后骨折基本愈合，3个月后逐渐增加下地活动时间。

对于脊髓损伤出现瘫痪的患者，瘫痪肢体应保持关节处于功能位，防止关节屈曲、过伸或过展。可使用矫正鞋或支足板固定足部，防止足下垂。应每日对瘫痪肢体做被动活动和肌肉按摩，防止肌肉萎缩和关节僵硬。上肢功能良好者可举哑铃和拉拉力器等方法增强上肢力量，为日后生活自理做准备。

3. 心理护理　帮助患者掌握正确的应对技巧，提高自我护理能力，发挥最大潜能。耐心倾听患者倾诉，可让家属参与制订护理计划，帮助患者建立有效的社会支持系统。

4. 预防和治疗并发症

(1)呼吸衰竭和呼吸道感染　呼吸道感染是脊髓损伤患者晚期死亡的常见原因。由于呼吸肌力量不足，或患者因疼痛不敢深呼吸及咳痰，使呼吸道阻力增加，分泌物不易排出，引发坠积性肺炎。对于脊髓损伤患者应注意维持有效呼吸，给予氧气吸入，并密切观察呼吸功能，保持呼吸道通畅，防止呼吸道感染。

(2)体温失调　颈脊髓损伤后，自主神经功能紊乱，导致皮肤不能出汗，故对气温的变化丧失了自我调节和适应的能力。患者体温升高时，应以物理降温为主，如冰敷、温水擦浴、冰盐水灌肠。必要时给予输液和冬眠药物。对低体温的患者应以物理复温为主，如使用电热毯、热水袋等，但要注意防止烫伤，同时注意保暖。

(3)泌尿系感染和结石　对于脊髓损伤的患者，在脊髓休克期应留置导尿管，持续引流并记录尿量。2～3 周后改为每 4～6 小时开放一次尿管，或白天每 4 小时导尿一次，晚间每 6 小时导尿一次，以防膀胱萎缩。脊髓完全损伤的患者应进行排尿功能训练。鼓励患者每日饮水 3000ml 以上，以稀释尿液，并加强基础护理。

(4)便秘　应指导患者多食富含纤维素的食物、新鲜水果和蔬菜，多饮水。餐后 30min 沿大肠走行方向做腹部按摩。对顽固性便秘者可遵医嘱给予灌肠或缓泻剂。

(5)压疮　对于截瘫患者，长期卧床且皮肤知觉的丧失、骨隆突起部位的皮肤长时间受压造成压疮。应加强皮肤护理，卧床期间至少每 2～3 小时翻身一次，并且保持床单位的整洁、平整，从而预防压疮。

第四节　胸部创伤

目前，在我国大城市，胸部创伤约占全部外伤的 10%，可分为闭合性损伤和开放性损伤，无论是钝性还是穿透性胸部外伤都是创伤患者致残率和死亡率最高的一个原因。常见的胸部创伤有肋骨骨折、胸骨骨折、外伤性气胸、外伤性血胸、心脏损伤等。

一、病因

胸部创伤是由于外部力量作用于胸壁所致。常因机动车相关交通事故引起，此外，暴力事件、坠落伤、爆炸伤以及行人与电动车相撞事故也是引起胸部外伤的原因。

二、发病机制

外部力量作用于胸壁往往导致以下三方面的损伤及功能紊乱。

（一）骨质结构损伤

致伤因素分直接暴力或间接暴力。直接暴力即暴力直接作用于骨质结构上，引起该处的骨折。此时，骨折的断端多向内凹陷而损伤肋间血管、胸膜、肺，会继发产生血胸、气胸或血气胸。直接暴力引起的损伤范围与作用力的大小和时间长短有关，直接暴力的加速和衰减频率及作用力的接触面积密切相关。间接暴力大多是胸部遭受前后方向严重的挤压，致使骨质结构损伤，如肋骨中段或肋骨角处折断，骨折端向外戳破胸壁。

（二）呼吸功能紊乱

胸壁损伤和胸部损伤均可造成通气功能紊乱，浮动的胸壁也影响肺正常膨胀，尤其是存在肺挫伤的情况下，能累及一叶或一侧全肺；当胸内积血或积气，伴有急性呼吸窘迫综合征和肺不张或气管、支气管损伤时，会造成换气功能障碍甚至窒息，且常合并胸内脏器严重损伤，这是胸部外伤最常见的致死原因之一。

（三）循环功能紊乱

胸部创伤引起失血，造成循环血量减少，甚至失血性休克。心脏本身的伤害也会直接降低心功能，若伴有心包内出血，心包腔内压力增高，使心脏静脉回心血量减少，心搏量降低。同时，呼吸功能的紊乱也可造成呼吸衰竭和酸中毒，导致心功能抑制或心律失常。

三、病情评估及判断

（一）病情判断

根据胸部创伤是否存在伤口，可将胸部创伤分为开放性损伤与闭合性损伤，不同类型的创伤往往累及不同的器官。闭合性损伤多由挤压、冲撞或钝器伤所致，可累及胸壁软组织、骨质结构胸膜和胸腔内重要脏器，如心脏、肺、大血管、气管、支气管和食管。轻者可致单纯肋骨骨折或胸壁软组织挫伤，严重者可伴有胸腔内器官或血管的损伤，引起气胸、血胸、纵隔气（血）肿、膈肌破裂。开放性损伤多见于战时，多由刀、锥、火器伤等引起。凡致伤物穿通胸膜腔或纵隔，则称为穿透伤；而损伤未累及胸膜腔纵隔，则为非穿透伤。依据伤道的情况可分为贯通伤、非贯通伤和切线伤三种。贯通伤大多伴有严重的内脏损伤，非贯通伤多有异物存留。

根据具体损伤部位划分，常见的胸部外伤有以下几类：

1. *肋骨骨折*　一根肋骨同时有两处或两处以上骨折，称多处骨折；相邻的几根肋骨同时骨折，为多发性肋骨骨折。严重的胸部挤压伤时，常会导致多根多处肋骨骨折。多根多处肋骨骨折时，部分肋骨的前后端失去支持，使该部分的胸壁软化，出现反常呼吸运动，即吸气时，软化区的胸壁内陷，而不随同其余胸廓向外扩展；呼气时则相反，软化区向外膨出，称为连枷胸。

肋骨骨折断端可刺激肋间神经产生局部疼痛，在深呼吸、咳嗽或转动体位时加剧。胸痛使呼吸变浅、咳嗽无力，呼吸道分泌物增多、潴留，易致肺不张和肺部感染。胸壁可见畸形，局部明显压痛；间接挤压骨折处疼痛加重，甚至产生骨摩擦音，即可与软组织挫伤鉴别。骨折断端向内移位可刺破胸膜、肋间血管和肺组织，产生血胸、气胸、皮下气肿或咯血。连枷胸患者常伴有广泛肺挫伤、挫伤区域的肺间质或肺泡水肿导致氧弥散障碍，出现低氧血症。胸部 X 线片可显示肋骨骨折断裂线和断端错位，但不能显示前胸肋软骨骨折。

2. 胸骨骨折　指在外力作用下，胸壁遭受猛烈撞击、受到挤压或钝器直接打击造成的损伤。常见的合并伤有双侧多发性肋骨骨折、肺挫伤、心脏大血管破裂、心肌挫伤、气管及支气管破裂等。

3. 外伤性气胸　外伤性气胸又可分为闭合性气胸、开放性气胸、张力性气胸三种。

(1)闭合性气胸　是指当肺泡破裂、肺裂伤或胸壁穿透伤后，少量气体逸入胸膜腔、肺或胸壁的伤口自然闭合后，不再有气体进入胸膜腔，其开放性损伤的深度仅限于表面皮肤皮下层、肌肉层或胸膜外。

根据胸膜腔内积气的量与速度，轻者可无症状，重者有明显呼吸困难。体检可能发现伤侧胸廓饱满，呼吸活动度降低，气管向健侧移位，伤侧胸部叩诊呈鼓音，呼吸音降低。

胸部X线检查可显示不同程度的肺萎陷和胸膜腔积气，有时可伴有少量胸腔积液。

(2)开放性气胸　是指外伤穿透胸壁，使胸壁有部分缺损或胸壁遗留伤口，胸膜腔与外界持续相通，空气随呼吸自由出入胸膜腔。

空气出入量与胸壁伤口大小密切相关，伤口大于气管口径时，空气出入量多，胸膜腔内压几乎等于大气压，伤侧肺将完全萎陷丧失呼吸功能。伤侧胸膜腔内压显著高于健侧，纵隔向健侧移位，进一步使健侧肺扩张受限。呼、吸气时，出现两侧胸膜腔压力不均衡的周期性变化，使纵隔在吸气时移向健侧，呼气时移向伤侧，称为纵隔扑动。纵隔扑动和移位影响上腔静脉回心血流，可引起严重循环功能障碍。伤员出现明显呼吸困难、鼻翼扇动、口唇发绀、颈静脉怒张。伤侧胸壁可见伴有气体进出胸腔发出吸吮样声音的伤口，称为胸部吸吮性伤口。气管向健侧移位，伤侧胸部叩诊鼓音，呼吸音消失，严重者可发生休克。胸部X线检查可见伤侧胸腔大量积气，肺萎陷，纵隔移向健侧。

(3)张力性气胸　多发生在肺挫伤、支气管损伤或胸壁穿透伤等情况。开放的裂口与胸膜腔相通，并形成单向活瓣，吸气时活瓣开放，空气进入胸膜腔，呼气时活瓣关闭，气体不能排出，胸膜腔内气体不断增加，压力逐渐增高，形成张力性气胸。

发生张力性气胸后，伤侧肺严重萎陷，纵隔显著向健侧移位，健侧肺受压，上腔静脉回流障碍。高于大气压的胸膜腔内压，驱使气体经支气管、气管周围疏松结缔组织或壁层胸膜裂伤处，进入纵隔或胸壁软组织，形成纵隔气肿或面、颈、胸部的皮下气肿。张力性气胸患者表现为严重或极度呼吸困难、烦躁、意识障碍、大汗淋漓、发绀。气管明显移向健侧,颈静脉怒张,多有皮下气肿。伤侧胸部饱满,叩诊呈鼓音,呼吸音消失。胸部X线检查显示胸腔严重积气,肺完全萎陷、纵隔移位,并可能有纵隔和皮下气肿。胸腔穿刺有高压气体外推针筒芯。部分患者有脉搏细快、血压降低和循环障碍表现。

4. 外伤性血胸　胸膜腔内积存血液称为血胸,与气胸同时存在称为血气胸。常见于胸壁损伤与胸膜腔相通或胸内器官损伤。胸腔积血量少于500ml,为少量血胸;积血量在500~1500ml为中量血胸;积血量超过1500ml,为大量血胸。胸腔积血主要来源于心脏,胸内大血管及其分支、胸壁、肺组织、膈肌和心包血管出血。血胸发生后不但因血容量丢失影响循环功能,还可压迫肺,减少呼吸面积。血胸推移纵隔,使健侧肺受压,并影响腔静脉回流。当胸腔内迅速积聚大量血液,超过肺、心包和膈肌运动所起的去纤维蛋白作用时,胸腔内积血发生凝固,形成凝固性血胸。凝血块机化后形成纤维板,限制肺与胸廓活动,损害呼吸功能。经伤口或肺破裂口侵入的细菌,会在积血中迅速繁殖,引起感染性血胸,最终导致脓血胸。持续大量出血所致胸膜腔积血称为进行性血胸。少数伤员因肋骨断端活动刺破肋间血管或血管破裂处血凝块脱落,发生延迟出现的胸腔内积血,称为迟发性血胸。

当发生血胸时伤员会出现不同程度的面色苍白、脉搏细速、血压下降和末梢血管充盈不良等低血容量性休克表现;并有呼吸急促,肋间隙饱满,气管向健侧移位,伤侧叩诊浊音和呼吸音减低等胸腔积液的临床表现，胸部 X 线检查表现为胸腔积液征象。胸膜腔穿刺抽出血液可明确诊断。

5. 肺挫伤　是较为常见的肺实质损伤，多为迅猛钝性伤所致，引起肺实质出血及水肿，大面积肺间质和肺泡水肿则引起换气障碍，导致低氧血症。

6. 膈肌破裂　多数为交通伤造成，以左侧膈肌破裂较为多见，破裂口较大时，腹内脏器可嵌入胸腔，形成创伤性膈疝，腹腔脏器易通过膈肌裂口疝入腹腔，常见疝入腹腔的脏器为胃、脾、结肠、小肠和肝。

7. 心脏、大血管损伤　心脏损伤可分为钝性心脏损伤与穿透性心脏损伤。钝性损伤多由胸前区撞击、减速、挤压、高处坠落、冲击等暴力所致，心脏在等容收缩期遭受钝性暴力损伤的后果最为严重。穿透伤多由锐器、刃器或火器所致。胸部穿透性和钝性伤均可导致心脏及大血管损伤，以右心室最多见，凡胸、上腹、腋窝及后背部的穿透伤均须高度警惕心脏损伤的发生，因其常导致致命性大出血。大血管损伤以主动脉降部最为常见，若发生在心包内会引起心包压塞，在心包外引起致命性大出血。

轻度心肌挫伤可无明显症状，中、重度挫伤可能出现胸痛、心悸、气促，甚至心绞痛等症状。穿透性心脏损伤的病理、生理及临床表现取决于心包、心脏损伤程度和心包破口引流情况。致伤物和致伤动能较小时，心包与心脏裂口较小，心包裂口易被血凝块阻塞而引流不畅，导致心脏压塞。临床表现为静脉压升高、颈静脉怒张，心音遥远、心搏微弱，脉压窄、动脉压降低的贝克三联征。

(二)辅助检查

1. *X线检查* 胸部X线检查可明确骨折的部位和移位程度、有无胸膜腔内积液与积气,以及积液与积气量,并判断纵隔有无移位。

2. *CT扫描* 通过CT扫描可观察肺组织挫伤情况,了解有无血、气胸以及积血、积气量的多少,并进行血胸和胸腔积液的鉴别。螺旋CT三维重建有助于发现X线胸片不易显示的胸骨、肋骨骨折。

3. *心电图* 对严重胸部创伤和怀疑心脏损伤的伤员,常规进行心电监护。

4. *超声波检查* 因伤情严重而不允许进行其他检查时,可做超声检查。以探测胸腔内积液(血)、心包积液(血)和伤后心脏解剖结构与功能的病理变化。

5. *胸腔穿刺* 胸腔穿刺术具有诊断与治疗的双重作用,是胸部创伤常用的一种基本诊疗技术,对于张力性气胸紧急胸腔穿刺排气具有挽救生命的作用。临床应根据抽气或抽血不同目的选择不同的穿刺部位。穿刺时顺利抽到血液,则血胸可能性很大,血中带有气泡提示肺或支气管裂伤伴出血,血中混有消化道内容物则为胸腹联合伤并有消化道穿破;大量血胸合并休克患者,经抗休克治疗并抽出部分胸内积血后,呼吸循环功能暂时改善,但不久又加重,抽出血液很快凝固者,提示有持续性胸内出血,是剖胸探查的指征;胸腔穿刺时可见高压气体外推针筒芯,提示胸腔内压力很高,为张力性气胸;气体抽不尽,说明肺组织或呼吸道持续漏气,应胸腔闭式引流。

6. 心包穿刺　心包穿刺可诊断心包积血或用作暂时缓解急性心脏压塞。对急性心脏压塞者行心包穿刺,既可判定心脏损伤诊断,又是紧急抢救的措施之一。心包穿刺时抽出血液,证明心包积血;抽出空气则说明心包积气。

四、救治与护理

(一)现场救护

1. 基本生命支持　维持呼吸道通畅、给氧,伤口止血包扎,建立静脉通路、补充血容量,镇痛,固定长骨骨折、保护脊柱,并迅速转运。

2. 致命性胸部损伤的处理　现场实行特殊急救处理,张力性气胸须行胸腔穿刺排气,并放置具有单向活瓣作用的胸腔穿刺针或行胸腔闭式引流术;开放性气胸须迅速包扎和封闭胸部吸吮性伤口;对大面积胸壁软化的连枷胸有呼吸困难者,应予以机械辅助呼吸,并进行有效的镇痛治疗。

(二)医院内救护

胸部创伤的早期救治原则在于及早纠正呼吸和循环功能的紊乱。

1. 改善呼吸功能　重度胸部损伤并伴有胸腔积气、积血的患者,应迅速抽出或引流,解除其对肺等器官组织的压迫;呼吸困难者,应及时清除呼吸道分泌物,给氧,必要时行气管插管或气管切开术;恢复胸壁的正常形态和运动,做外牵引或加压包扎固定。

2. 开放静脉通路、补液、抗休克　当患者存在低血容量性休克时，应迅速补充血容量，对于严重胸部外伤，应及时测定中心静脉压，从而指导血容量的补充。

3. 一般轻症的胸部创伤只需要镇痛和固定胸廓。胸部伤口及时给予无菌敷料包扎覆盖。

4. 对症处置

(1)呼吸道梗阻　立即清除口、鼻腔分泌物，及时解除呼吸道梗阻，否则数分钟可导致伤员死亡。必要时，放置口咽通气管，或行气管插管、气管切开术，以保持呼吸道通畅。

(2)连枷胸　可用棉垫或沙袋压迫在反常呼吸的胸壁软化处，再以绷带缠绕胸部包扎固定，以消除反常呼吸，减轻反常运动。如果合并气胸或血胸，有条件实施胸腔闭式引流。

(3)张力性气胸　张力性气胸是可迅速致死的危急重症。院内急救时可使用粗针头穿刺胸膜腔减压，即用14～16G(儿童18G或20G针头)粗针头从伤侧前胸壁锁骨中线第二肋间插入，并外接单向活瓣装置；在紧急时可在针柄部外接剪有小口的外科手套、柔软塑料袋或气球等，使胸腔内高压气体易于排出，而外界空气不能进入胸腔。进一步处理应安置闭式胸腔引流，使用抗生素预防感染。闭式引流装置可连接负压引流瓶，以利加快气体排出，促使肺膨胀。

(4)开放性气胸　明显的开放伤口，用凡士林纱布垫、三角巾等，在患者深呼气末覆盖伤口，再以无菌敷料和棉垫加压包扎，将其转变为闭合性气胸。封闭伤口时，注意不要往伤口内填塞小块纱布或衣物，避免感染和胸腔内异物残留。

(5)血胸　快速补充血容量，及时纠正休克。非进行性血胸,胸腔积血量少,可采用胸腔穿刺排出积血。中等量以上血胸、血胸持续存在会增加发生凝固性或感染性血胸的可能,应积极安置胸腔闭式引流,促进肺膨胀,改善呼吸功能,并使用抗生素预防感染。

(6)心肌破裂及心包压塞　其典型表现为贝克三联征:颈静脉怒张、动脉压下降、心音遥远。若短时间内心包腔内积血150~200ml,便足以形成致命性的心脏压塞。可行剑突下穿刺,暂时缓解心脏压迫,有条件可行剑突下开窗引流,同时注意及时补充血容量。

(7)其他　若患者已明确存在心脏大血管损伤,严重肺裂伤或气管、支气管损伤,胸腔内进行性出血,食管破裂,胸腹部联合伤,胸壁大块缺损或胸内存留较大异物等情况,需立即急诊手术。

(三)护理措施

1.病情观察　动态观察患者生命体征和意识等变化,关注末梢血氧饱和度并记录尿量。对于血、气胸以及肋骨骨折患者重点观察患者呼吸的频率、节律和幅度变化,有无气促、呼吸困难、发绀和缺氧等症状、有无气管移位或皮下气肿的情况。

2.保持呼吸道通畅　对于呼吸困难和发绀者,及时给予吸氧。指导患者有效咳嗽、排痰,及时清理口腔、呼吸道内的呕吐物、分泌物、血液及痰液等,保持呼吸道通畅,预防窒息。痰液黏稠不易咳出者,应用祛痰药物、超声雾化吸入,以稀释痰液利于排出,必要时给予鼻导管吸痰。应用呼吸机辅助呼吸者,加强呼吸道管理,主要包括湿化气道、吸痰及保持管道通畅等。

3. *疼痛护理*　对于胸部损伤的患者妥善固定胸部，遵医嘱使用镇痛药物。指导患者咳嗽、咳痰时用双手按压患侧胸壁，以减少疼痛。

4. *用药护理*　遵医嘱正确应用镇痛药及抗生素等，注意药物配伍禁忌。

5. *胸腔闭式引流的护理*　对于行胸腔闭式引流的患者，应始终保持管道密闭，水封瓶始终保持直立。更换引流瓶或搬动患者时，先用止血钳双向夹闭引流管，防止空气进入，放松止血钳时将引流瓶安置低于胸壁引流口平面的位置。严格无菌操作，定时更换引流装置。胸壁引流口处敷料应保持清洁、干燥，渗湿后及时更换。引流瓶位置低于胸壁引流口平面 60 ~ 100cm，依靠重力引流，以防瓶内液体逆流入胸腔，造成逆行感染。定时挤压引流管，防止引流管受压、扭曲和阻塞。患者取半坐卧位，鼓励患者咳嗽和深呼吸，以利引流，促进肺复张。密切观察并准确记录引流液的颜色、性状和量。并注意观察伤口及肺部是否存在感染征象。

若引流管从胸腔滑脱，立即用手捏闭胸壁伤口处皮肤，消毒处理后，以凡士林纱布封闭伤口，并协助医师进一步处理。若引流瓶损坏或引流管从胸壁引流管与引流装置连接处脱落，立即用双钳夹闭胸壁引流管，并更换引流装置。

留置引流管 48 ~ 72h 后，若引流瓶中无气体逸出且引流液颜色变浅、24h 引流液量 <50ml、脓液 <10ml，胸部 X 线显示肺复张良好，无漏气，患者无呼吸困难或气促，即可考虑拔管。拔管时于深吸气末屏气，迅速拔管，用凡士林纱布和厚敷料封闭胸壁伤口，包扎固定。

第五节 腹部创伤

腹部创伤在平时和战时均常见,是指腹部在外力作用下,组织、器官结构遭到破坏或发生功能障碍,是一种常见的外科急症。由于腹部脏器较多,解剖及生理功能各异,受到损伤后的伤情复杂多样。腹腔内大量出血和严重感染是致死的主要原因。尽管随着创伤救治水平的提高,腹部损伤的死亡率已显著下降,但其仍是威胁伤者生命的重要原因。

一、病因

腹部创伤在突发的灾害或事故中较为常见,多因暴力作用引起,如交通事故、地震、矿难中,由于挤压、撞击等原因导致腹部直接或间接遭受创伤。咳嗽、举重等,可引起肌肉的撕伤或断裂,而致腹壁损伤。枪弹、利器等可引起撕裂伤或穿透性损伤。

二、发病机制

外力对腹部的损伤情况取决于多种因素,可分为外在因素及内在因素两大类。

(一)外在因素

腹部损伤的类型、严重程度、是否涉及腹腔内脏器、涉及哪些脏器等情况,取决于暴力的强度、速度、着力部位和力的作用方向及作用方式等因素。

1. 开放性损伤　多由锐器、枪弹导致，常发生于战场、斗殴、灾害等情况。常见受损腹腔脏器依次为肝、小肠、胃、结肠、大血管等。

2. 闭合性损伤　常由高处坠落、碰撞、冲击、挤压、拳击、踢伤等钝性暴力或化学性、放射性损伤所致，常见受损腹腔脏器依次为脾、肾、小肠、肝、肠系膜等。

（二）内在因素

腹部损伤还受到腹部解剖特点、内脏原有病理情况和功能状态等因素的影响。

1. 腹腔脏器损伤最多见的是脾、肾和小肠，其次是肠系膜、肝、胃和结肠，十二指肠、膈、直肠等由于解剖位置较深，损伤的发生率较低。

2. 肝、脾、肾的组织结构脆弱、血供丰富、位置比较固定，受到暴力打击后，比其他脏器更容易破裂，尤其是原来已有病理情况存在者。

3. 胃窦、十二指肠第三部或胰腺在上腹受到碰撞、挤压时，可被压在脊柱上而断裂。

4. 肠道的固定部分（上段空肠、末段回肠、粘连的肠管等）比活动部分更易受损。

5. 空腔脏器在充盈时（胃饱餐后、膀胱未排空等）比排空时更易破裂。

三、病情评估及判断

（一）病情判断

腹部创伤常与多发性骨折、创伤性休克、脊柱损伤等伴随发生，早期伤情可较隐匿，症状、体征不明显，必须进行严密检查评估和监测。腹膜中血管、淋巴管丰富，同时含有大量的活性细胞，腹膜腔面积大，几乎与人体表面积相当。当腹腔损伤时，引起的炎症反应严重，液体丢失量大，可引起严重的水、电解质、酸碱平衡失调。并且大多数腹部创伤因涉及内脏而伤情严重。腹部创伤引发腹腔实质性脏器损伤或大血管损伤的伤员可因大出血而导致死亡，若为空腔脏器损伤破裂，伤员可因发生严重的腹腔感染而威胁生命。临床上创伤仅限于腹壁或累及内脏时有不同的临床表现。

1.单纯腹壁损伤

(1)腹壁挫伤　腹壁皮肤肿胀，皮下淤血，血肿形成，组织张力增高；局部压痛或胀痛，经过休息和对症治疗后可逐渐缓解。

(2)腹直肌血肿或断裂　伤后即刻出现局部疼痛、呕吐，腹直肌僵直、压痛，局部出现痛性包块，随腹肌收缩而疼痛加剧。

(3)腹壁裂伤　腹壁出血、疼痛、局部肿胀、腹式呼吸减弱；应注意对腹壁破损处进行伤道探查，以判断是否为穿透伤、是否合并腹腔内脏器损伤。

(4)腹壁缺损　广泛的腹壁缺损可形成不规则伤口、出血，甚至腹腔内脏器外露；患者感到剧烈疼痛、呼吸急促、脉速、血压下降，甚至休克。

2.腹腔内脏器损伤　实质性脏器损伤以内出血为主要表现，而空腔脏器损伤以腹膜炎为主要表现。如果两类脏器同时破裂，则内出血性和腹膜炎可同时存在。

(1)实质性脏器损伤

失血性表现:肝、脾、胰、肾等实质性脏器或大血管损伤时,以腹腔内(或腹膜后)出血为主要症状,患者表现为面色苍白,脉率加快,严重时脉搏微弱、血压不稳、尿量减少,甚至出现休克。

腹痛:多呈持续性,一般不剧烈,肩部放射痛常提示肝(右)或脾(左)损伤,在头低位数分钟后尤为明显。

腹膜刺激征:不严重,但当肝、脾受损导致胆管、胰管断裂,胆汁或胰液漏入腹腔,可出现明显的腹痛和腹膜刺激征。

移动性浊音阳性:是腹腔内出血的晚期体征之一。

腹部肿块:肝、脾包膜下破裂或系膜、网膜内出血时,腹部触诊可扪及腹部肿块。

血尿:肾脏损伤时可出现血尿。

(2)空腔脏器损伤

弥漫性腹膜炎:是胃肠道、胆道、膀胱等空腔脏器破裂的主要表现,患者出现持续性剧烈腹痛。

胃肠道症状:患者出现恶心、呕吐、呕血、便血等。

全身感染症状:患者发生腹膜炎后可出现体温升高、脉率增快、呼吸急促等全身感染症状,严重者可发生感染性休克。

失血性表现:空腔脏器损伤也可有某种程度的出血,但出血量一般不大,除非合并邻近的大血管损伤。

腹膜刺激征:其程度因空腔脏器内容物的不同而异,胃液、胆汁或胰液对腹膜的刺激最强,肠液次之,血液最轻。

气腹征:空腔脏器破裂后患者可有气腹征,腹腔内游离气体常致肝浊音界缩小或消失。

腹胀:可因肠麻痹出现腹胀,肠鸣音减弱或消失。

(二)辅助检查

1. 实验室检查　血常规、尿常规、血液生化、血/尿淀粉酶等均可协助诊断。

2. 诊断性腹腔穿刺　经腹腔灌洗诊断性腹腔穿刺,阳性率可达90%以上,故对诊断腹腔内脏有无损伤和哪一类脏器的损伤有很大帮助。但在严重腹胀或怀疑有广泛腹腔粘连的情况应慎重。若诊断性腹腔穿刺阴性而又高度怀疑腹腔内有严重损伤,可采取诊断性腹腔灌洗术进一步检查。

3. 腹部超声　主要用于肝、胆、胰、脾、肾的损伤,对腹腔内及周围积液量的检查具有重要的临床价值。

4. X线　腹部平片可以观察到膈下积气,某些脏器的大小、形态和位置的改变。

5. CT检查　CT检查可确定脏器损伤的部位、范围与周围器官的关系,准确率达90%以上,目前主要用于实质性脏器损伤的诊断,腹腔内发现游离气体可作为空腔脏器损伤的依据。

6. MRI检查　对血管伤和某些特殊部位的损伤,如膈肌破裂和十二指肠壁间血肿有较高的诊断价值。

7. 腹腔镜检查　近几年来腹腔镜逐渐应用于腹腔损伤的早期诊断,确诊率高达99%,可直接观察到脏器损伤的确切部位和损伤程度,判断出血的来源。

四、救治与护理

(一)现场救护

首先处理对生命威胁最大的损伤,积极进行心肺复苏。

其次要控制明显的外出血，处理开放性气胸或张力性气胸，迅速恢复循环血量，控制休克和进展迅速的颅脑损伤。如无上述情况，则立即处理腹部创伤。有开放性腹部损伤者，妥善处理伤口，如伴腹腔内脏器或组织自腹壁伤口突出，可用消毒碗覆盖保护，切勿强行回纳。在整个救治过程中密切观察病情变化。

（二）医院内救护

1. 非手术治疗

（1）防治休克　是治疗的重要环节。已发生休克的内出血患者要积极救治，力争将收缩压维持在 90mmHg 以上，为手术做好准备。若经积极的抗休克治疗病情仍无改善，提示腹腔内有进行性大出血，应在抗休克的同时尽快剖腹探查并止血。

（2）抗感染　应用广谱抗生素，预防或治疗可能存在的腹腔内感染，尤其是空腔脏器破裂者应当使用足量抗生素。

（3）禁饮、禁食与胃肠减压　疑有空腔脏器破裂或明显腹胀时立即行胃肠减压，并禁饮、禁食。

（4）镇静、镇痛　诊断明确者可给予镇静或镇痛药。

2. 手术治疗　对已确诊或高度怀疑腹腔内脏器损伤者应做好紧急手术的准备，力争早期手术。

（1）适应证　不能排除腹腔内脏器损伤或患者出现以下情况时，应尽快行剖腹探查，以免耽误病情。①病情恶化：出现口渴、烦躁、脉率加快、体温升高、白细胞计数增加、红细胞计数减少或出现无法纠正的休克。②腹膜炎症状加重:腹痛和腹膜刺激征进行性加重或范围扩大。③腹腔内有积液或积气征象:膈下有游离气体、肝浊音界减小或消失,或腹部有移动性浊音。④诊断性腹腔穿刺术或腹腔灌洗术阳性。有条件的情况下,可选择腹腔镜探查,其损伤比剖腹探查小,但由于 CO_2 气腹可引起高碳酸血症且抬高膈肌而影响呼吸,大静脉损伤时更有发生 CO_2 栓塞的危险,故应选无气腹腔镜探查的方法。

(2)方法与程序　有腹腔出血时,开腹后应立即吸出积血、清除凝血块,迅速查明来源,进行处理,包括受损脏器的修补术和切除术等;如果没有腹腔内大出血,应对腹腔脏器进行系统、有序的探查。探查结束,要按照轻重缓急逐一处理,原则上先处理出血性损伤,后处理穿破性损伤;先处理污染重的损伤,后处理污染轻的损伤。手术完成时,根据需要使用乳胶管引流、烟卷引流,或双套管进行负压吸引。

(三)护理措施

1. 病情观察　密切观察患者生命体征、意识状态以及皮肤黏膜变化。每 30 分钟进行 1 次腹部评估,注意腹痛、腹膜刺激征的程度和范围变化。严格记录 24h 液体出入量,严重腹部损伤患者应插导尿管以监测尿量。观察记录呕吐量、胃肠减压引流液的颜色、性状和量。每 30 ~ 60 分钟采集 1 次静脉血,测定红细胞计数、白细胞计数、血红蛋白含量和血细胞比容,了解其变化,以判断腹腔内有无活动性出血。

2. 休息与体位　腹部损伤患者应绝对卧床休息,协助患者取舒适体位,若病情稳定,可取半卧位。不可随意搬动患者，以免加重伤情。

3. *禁食、禁灌肠、胃肠减压*　腹部损伤诊断未明确之前应绝对禁饮、禁食和禁灌肠，防止肠内容物进一步漏出从而加重病情，对怀疑有空腔脏器损伤者，应尽早行胃肠减压，以减少胃肠内容物漏出，减轻腹痛。

4. *维持体液平衡*　补充足量的平衡盐溶液、电解质等，防治水、电解质紊乱，纠正酸碱平衡失调，维持有效的循环血量，使收缩压升至 90mmHg 以上。必要时持续监测中心静脉压变化以评估体液不足的程度。

5. *预防感染*　遵医嘱合理使用抗生素。

6. *疼痛护理*　诊断未明确之前，禁用镇痛药，可通过分散患者注意力、改变体位、控制环境因素等来缓解疼痛。诊断明确者，可根据病情遵医嘱给予镇静解痉药或镇痛药。

7. *心理护理*　关心患者，加强交流，根据患者具体情况加以疏导。向患者介绍疾病相关知识，告知各项治疗及操作的目的，使患者能积极配合。

第六节　四肢骨折

骨折是指骨质的连续性发生完全或不完全中断。多发生在暴力直接作用的部位。根据国家疾病预防控制中心数据显示，接近53%的创伤患者因骨折住院。对身体骨骼产生的创伤会引起人们的疼痛并限制了其正常生活的能力，在一些特殊病例中可能还会威胁生命或者引起肢端残疾。

一、病因

骨折可由创伤和骨骼疾病所致。创伤性骨折多见于交通事故、坠落或跌倒等。骨髓炎、骨肿瘤等疾病导致骨质破坏,在轻微外力作用下即发生的骨折,称为病理性骨折。

二、发病机制

1. 直接暴力　暴力直接作用于局部骨骼使受伤部位发生骨折,常伴有不同程度的软组织损伤。

2. 间接暴力　暴力通过传导、杠杆、旋转和肌肉收缩等方式使受力点以外的骨骼部位发生骨折。如跌倒时以手掌撑地,由于上肢与地面的角度不同,暴力向上传导可致桡骨远端骨折或肱骨髁上骨折;骤然跪倒时,股四头肌猛烈收缩,可致髌骨骨折。

3. 疲劳性骨折　长期、反复、轻微的直接或间接外力可使肢体某特定部位骨折。如长期行军易致第 2、3 跖骨及腓骨下 1/3 骨干骨折。

三、病情评估及判断

(一)病情判断

1. 四肢骨折的分类

(1)根据骨折处皮肤、黏膜的完整性分类

闭合性骨折:骨折处皮肤或黏膜完整,骨折端不与外界相通。

开放性骨折:骨折处皮肤或黏膜破裂,骨折端与外界相通。骨折处的创口可由刀伤、枪伤由外向内形成，亦可由骨折尖端刺破皮肤或黏膜从内向外所致。耻骨骨折伴膀胱或尿道破裂，尾骨骨折致直肠破裂均属开放性骨折。

（2）根据骨折的程度和形态分类　按骨折线的方向和形态可分为：①横形骨折，骨折线与骨干纵轴接近垂直；②斜形骨折，骨折线与骨干纵轴呈一定角度；③螺旋形骨折，骨折线呈螺旋状；④粉碎性骨折，骨质碎裂成三块以上；⑤青枝骨折，发生在儿童的长骨，受到外力时，骨干变弯，但无明显的断裂和移位；⑥嵌插骨折，骨折片相互嵌插，多见于股骨颈骨折，即骨干的密质骨嵌插入松质骨内；⑦压缩性骨折，松质骨因外力压缩而变形，多见于脊椎骨的椎体部分；⑧骨骺损伤，骨折线经过骨骺，且断面可带有数量不等的骨组织。

（3）根据骨折端稳定程度分类

稳定性骨折：骨折端不易发生移位的骨折，如裂缝骨折、青枝骨折、横形骨折、压缩性骨折、嵌插骨折等。

不稳定性骨折：骨折端易发生移位的骨折，如斜形骨折、螺旋形骨折、粉碎性骨折等。

2. 骨折端移位　由于暴力作用、肌肉牵拉以及不恰当的搬运等原因，大多数骨折均有不同程度的移位，常见有以下五种。

（1）成角移位　两骨折端的纵轴线交叉形成前、后、内、外成角。

（2）缩短移位　两骨折端相互重叠或嵌插，使其缩短。

（3）旋转移位　远侧骨折端围绕骨之纵轴旋转。

（4）侧方移位　以近侧骨折端为准，远侧骨折端向前、后、内、外的侧方移位。

(5)分离移位　两骨折端在纵轴上相互分离形成间隙。

3.骨折患者临床特征

(1)全身表现

休克:骨折所致的出血是主要原因,特别是骨盆骨折、股骨骨折和多发性骨折,其出血量大者可达2000ml以上。严重的开放性骨折或并发重要内脏器官损伤时亦可导致休克甚至死亡。

发热:骨折后一般体温正常,出血量较大的骨折,如股骨骨折、骨盆骨折,血肿吸收时可出现低热,但一般不超过38℃。开放性骨折,出现高热时,应考虑感染的可能。

(2)局部表现

骨折的一般表现:局部的疼痛、肿胀和功能障碍。骨折时,骨髓、骨膜以及周围组织血管破裂出血,在骨折处形成血肿,以及软组织损伤所致水肿,致患肢严重肿胀,甚至出现张力性水疱和皮下瘀斑,由于血红蛋白的分解,皮肤可呈紫色、青色或黄色。骨折局部出现剧烈疼痛,特别是移动患肢时加剧,伴明显压痛。局部肿胀或疼痛使患肢活动受限,若为完全性骨折,可使受伤肢体活动功能完全丧失。

骨折的特有体征:除上述一般表现外,骨折患者往往存在其特有体征——畸形、异常活动、骨擦音或骨擦感。具有以上三个骨折特有体征之一者,即可诊断为骨折。但裂缝骨折、嵌插骨折、脊柱骨折及骨盆骨折没有上述三个典型的骨折特有体征,应进行常规影像学检查以确诊。

4.常见早期并发症　骨折常由较严重的创伤所致,有时骨折伴有或导致重要组织、器官的损伤比骨折本身更严重，甚至可以危及患者的生命。

(1)休克　严重创伤、骨折引起大出血或重要脏器损伤可致休克。

(2)脂肪栓塞综合征　成人多见，多发生于骨干骨折，典型表现有进行性呼吸困难、发绀，具体可参考“第二章　创伤后全身并发症”中脂肪栓塞综合征的内容。

(3)重要内脏器官损伤　骨折可导致肝、脾、肺、膀胱、尿道和直肠等损伤，如骨盆骨折可导致膀胱破裂。

(4)重要周围组织损伤　骨折可导致重要血管、周围神经和脊髓等损伤，如脊柱骨折和脱位伴发脊髓损伤。

(5)骨筋膜室综合征　引起骨筋膜室内压力增高的因素包括骨折的血肿和组织水肿使室内内容物体积增加，或包扎过紧、局部压迫使室内容积减小。当压力达到一定程度，供应肌肉血液的小动脉关闭，可形成缺血－水肿－缺血的恶性循环。根据缺血程度不同可导致以下不同结果：①濒临缺血性肌挛缩；②缺血性肌挛缩；③坏疽。骨筋膜室综合征好发于前臂掌侧和小腿，出现以下4个体征可确诊：①患肢感觉异常；②肌肉被动牵拉试验阳性(被动牵拉受累肌肉出现疼痛)；③肌肉主动屈曲时出现疼痛；④筋膜室(即肌腹处)有压痛。骨筋膜室综合征常并发肌红蛋白尿。

四、救治与护理

(一)现场救护

在现场急救时不仅要处理骨折，更要注意患者全身情况的处理。骨折急救的目的是用最为简单的方法抢救生命、保护患肢并迅速转运，以便尽快妥善处理。

1. 抢救休克　首先检查患者全身情况，如患者处于休克状态，应注意保温，尽量减少搬动，有条件时应立即输液、输血。合并颅脑损伤处于昏迷状态者，应注意保持呼吸道通畅。

2. 包扎伤口　开放性骨折，绝大多数伤口出血可用加压包扎止血。大血管出血，加压包扎不能止血时，可采用止血带止血。最好使用充气止血带，并应记录所用压力和时间。创口用无菌敷料或清洁布类予以包扎，以减少再污染。若骨折端已戳出伤口，并已污染，又未压迫重要血管神经者，不应将其复位，以免将污物带到伤口深处，应送至医院经清创处理后，再行复位。若在包扎时，骨折端自行滑入伤口内，应做好记录，以便在清创时进一步处理。

3. 妥善固定　固定是骨折急救的重要措施，该措施能避免骨折端在搬运过程中对周围重要组织，如血管、神经、内脏等产生二次损伤，也可减少骨折端的活动，减轻患者的疼痛，便于安全运送。凡疑有骨折者，均应按骨折处理。闭合性骨折者，急救时不必脱去患肢的衣裤和鞋袜，以免过多地搬动患肢，增加疼痛。若患肢肿胀严重，可用剪刀将患肢衣袖和裤脚剪开，减轻压迫。骨折有明显畸形，并有穿破软组织或损伤附近重要血管、神经的危险时，可适当牵引患肢，待稳定后再行固定。固定可用特制的夹板，或就地取材选用木板、木棍、树枝等。若无任何可利用的材料时，上肢骨折可将患肢固定于胸部，下肢骨折可将患肢与对侧健肢捆绑固定，脊柱骨折采用滚动式搬动并俯卧位搬运。

4. 迅速转运　患者经初步处理、妥善固定后，应尽快地转运至最近的医院进行治疗。骨折的转运方式详见“第七章第七节中的外伤搬运技术”。

(二)医院内救护

骨折的治疗有3大原则,即复位、固定和功能锻炼。

1. 复位　复位是将移位的骨折段恢复正常或接近正常的解剖关系,重建骨的支架作用,是骨折固定和功能锻炼的基础。临床可根据对位(两骨折端的接触面)和对线(两骨折段在纵轴上的关系)是否良好衡量复位程度。

(1)复位标准

解剖复位:骨折段恢复了正常的解剖关系,对位和对线完全良好。

功能复位:骨折段虽未恢复正常的解剖关系,但骨折愈合后对肢体功能无明显影响。

(2)复位方法

手法复位:又称闭合复位,适用于大多数骨折。其步骤包括解除疼痛、松弛肌肉、对准方向和拔伸牵引。复位时应争取达到解剖复位或接近解剖复位,如不易达到,则功能复位即可。不能为了追求解剖复位而反复进行多次复位,以免加重软组织损伤,影响骨折愈合。

切开复位:指手术切开骨折部位的软组织,暴露骨折端,在直视下将骨折复位,适用于手法复位失败、关节内骨折经手法复位无法达到解剖复位、手法复位未能达到功能复位、骨折并发主要血管或神经损伤、多处骨折等情况。其最大的优点是可使手法复位无效的骨折达到解剖复位,有效的内固定还可使患者早期下床活动,减少并发症,方便护理。但是切开复位本身可加重局部软组织损伤,影响血液供应,无菌操作不当可造成感染。

2. 固定　固定是将骨折断端维持在复位后的位置直至骨折愈合,是骨折愈合的关键。常用方法有外固定和内固定。

外固定:常用方法有小夹板、石膏绷带、外展支具、持续牵引和外固定器等。

内固定:切开复位后,将骨折段固定在解剖位置。内固定物包括接骨板、螺丝钉、髓内钉和加压钢板等。但取出内固定器材多需要二次手术。

3. 功能锻炼　功能锻炼是在不影响固定的情况下,尽快地恢复患肢肌肉、肌腱、韧带、关节囊等软组织的舒缩活动。功能锻炼是尽早恢复患肢功能和预防并发症的重要保证。在锻炼过程中,可配合理疗、中医和中药治疗等。

(三)护理措施

1. 病情观察　注意观察患者生命体征变化、患肢固定和愈合情况、患肢远端感觉、运动和末梢血液循环等。若发现休克、脂肪栓塞综合征、骨筋膜室综合征等骨折早期并发症征象,或下肢深静脉血栓形成、感染、损伤性骨化等骨折晚期并发症征象,应及时报告医生及时处置。

2. 心理护理　向患者及其家属解释骨折的相关知识,使其了解各项治疗的目的以便更好地配合。对骨折后可能遗留残疾者,应鼓励其表达自己的思想,减轻患者及其家属的心理负担。

3. 疼痛护理　根据疼痛原因,对因对症处理。若因创伤性骨折造成的疼痛,在现场急救中予以临时固定可缓解疼痛。若因伤口感染引起疼痛,应及时清创并应用抗生素等进行治疗。疼痛较轻时可鼓励患者听音乐或看电视以分散注意力，也可用局部冷敷或抬高患肢来减轻水肿以缓解疼痛，热疗和按摩可减轻肌肉痉挛引起的疼痛，疼痛严重时可遵医嘱给予镇痛药。护理操作应轻柔准确，严禁粗暴搬动骨折部位，以免加重疼痛。

4. 患肢缺血护理　骨折局部内出血、包扎过紧、不正确使用止血带或患肢严重肿胀等原因均可导致患肢血液循环障碍。应严密观察肢端有无剧痛、麻木、皮温降低、皮肤苍白或青紫、脉搏减弱或消失等血液灌注不足表现。一旦出现及时对因、对症处理。若出现骨筋膜室综合征应及时切开减压，严禁局部按摩、热敷、理疗或使患肢高于心脏，以免加重组织缺血或损伤。

5. 一般护理　对于卧床患者，协助其定时翻身，防止形成压疮。调整室内温湿度，指导患者深呼吸及有效咳嗽，以利于排痰，防止肺部感染。

6. 生活护理　指导患者在患肢固定制动期间进行力所能及的活动，为其提供必要的帮助。

7. 饮食护理　指导患者进食高蛋白、高钙和高铁的食物，多饮水。增加晒太阳时间以促进食物中钙和磷的吸收，促进骨折恢复。对不能到户外晒太阳者，要注意补充鱼肝油滴剂、维生素 D、牛奶和酸奶等。

第七节　骨盆骨折

当骨盆发生创伤时，可能会引起相应的血管、神经、消化系统、生殖系统等重要器官的损伤，尤其是血流动力学不稳定的骨盆骨折，死亡率较高，必须高度重视。

一、病因

骨盆骨折多由强大的直接暴力挤压骨盆所致。年轻人骨盆骨折主要由交通事故和高处坠落引起，老年人最常见的病因是跌倒。

二、发病机制

根据外力作用方向，常造成不同类型的骨盆骨折。

1. 前后压迫　前后压迫力主要作用于骶骨和耻骨，造成耻骨下支双骨折、耻骨联合分离、骶髂关节脱位、骶骨骨折等，易引起膀胱、尿道和直肠损伤。

2. 侧方挤压　侧方挤压力可使骨盆的前后部结构及骨盆底部韧带发生一系列损伤，可造成耻骨单侧上下支骨折、坐骨上下支骨折或髂骨翼骨折等。

3. 垂直剪力　暴力很大并沿身体纵轴转移，可通过股骨、髋臼向骶髂关节周围传递，引起髋臼骨折，甚至髋关节中心性脱位。

4. 直接暴力　暴力直接作用于骨盆某一部位，如高处坠落或滑倒时臀部着地引起尾骨骨折或脱位、骶骨横断骨折等。

三、病情评估及判断

（一）病情判断

骨盆骨折患者多有强大暴力外伤史，如车祸、高空坠落和工业意外。患者多出现髋部肿胀、疼痛，患者不敢坐起或站立，多数存在严重的多发伤。有大出血或严重内脏损伤者可有休克早期表现。骨盆骨折可发现下列体征：

（1）骨盆分离试验与挤压试验阳性　检查者双手交叉撑开两髂嵴，使骨盆前环产生分离，如出现疼痛即为骨盆分离试验阳性。检查者用双手挤压患者的两髂嵴，伤处出现疼痛为骨盆挤压试验阳性。进行以上两项检查时偶尔会感到骨擦音。

（2）肢体长度不对称　测量胸骨剑突与两髂前上棘之间的距离，向上移位的一侧长度变短，也可测量脐孔与两侧内踝尖端之间的距离。

（3）会阴部瘀斑是耻骨和坐骨骨折的特有体征。

骨盆骨折常伴有严重合并症，而且常较骨折本身更为严重，应引起重视。常见的有：

（1）腹膜后血肿　骨盆各骨主要为松质骨，邻近又有许多动脉、静脉丛，血液供应丰富。骨折可引起广泛出血，巨大血肿可沿腹膜后疏松结缔组织间隙蔓延至肠系膜根部、肾区与膈下，还可向前至侧腹壁。如为腹膜后主要大动、静脉破裂，可迅速导致患者死亡。

（2）盆腔内脏器损伤　包括膀胱后尿道与直肠损伤，尿道的损伤远比膀胱损伤多见。耻骨支骨折移位容易引起尿道损伤、会阴部撕裂，可造成直肠损伤或阴道壁撕裂。直肠破裂如发生在腹膜返折以上可引起弥漫性腹膜炎；如在返折以下，则可导致直肠周围感染。

（3）神经损伤　主要是腰骶神经丛与坐骨神经损伤。

（4）脂肪栓塞与静脉栓塞　盆腔内静脉丛破裂可引起脂肪栓塞，其发生率可以高达35%～50%，应重点关注。

（二）辅助检查

X 线检查可显示骨折类型及骨块移位情况。CT 和三维重建可明确骨折类型并避免遗漏。神经损伤症状时，可行腰骶部 MRI 检查，以排除脊髓神经根损伤压迫。

四、救治与护理

（一）现场急救

骨盆骨折患者多存在严重多发伤或其他并发症，故现场急救中应先抢救生命，优先处理危及生命的因素，对休克患者先抗休克治疗，然后再处理骨折。

（二）医院内救护

1. 非手术治疗

（1）卧床休息　骨盆边缘性骨折、骶尾骨骨折和骨盆环单处骨折时无移位，以卧床休息为主，卧床 3～4 周。骨盆环单处骨折者可用头带作骨盆环形固定，以减轻疼痛。

（2）牵引　单纯性耻骨联合分离且较轻者可用骨盆兜带悬吊固定。此法不适用于侧方挤压损伤导致的耻骨支横行骨折。但由于治疗时间较长，目前大都主张手术治疗。

2. 手术治疗　对骨盆环双处骨折伴骨盆变形者，多主张手术复位及内固定，必要时加上外固定支架。

（三）护理措施

1. 病情观察　监测血压和脉搏等生命体征，脉搏变化往往要比血压变化更敏感、更快。

2. 快速补液　尽快建立输血、补液通道。骨盆骨折可伴有盆腔内血管损伤，补液通道不宜建立于下肢，应建立于上肢或颈部。

3. 体位和活动　卧床休息期间，髂前上、下棘撕脱骨折可取髋、膝屈曲位，坐骨结节撕脱骨折者应保持大腿伸直、外旋位，骶尾骨骨折者可在骶部垫气圈或软垫。协助患者更换体位，骨折愈合后才可患侧卧位。长期卧床者需练习深呼吸，进行肢体肌肉等长收缩训练。允许下床后，可使用助行器或拐杖，以减轻骨盆负重。

4. 并发症护理

（1）腹膜后血肿　此类患者应严密观察生命体征和意识变化，立即建立静脉输液通路，遵医嘱输血输液，纠正血容量不足。若经抗休克治疗仍不能维持血压，应配合医生及时做好手术准备。

（2）盆腔内脏损伤　膀胱或后尿道损伤：尿道的损伤远比膀胱损伤多见。注意观察有无血尿、无尿或急性腹膜炎等表现。膀胱和尿道损伤时均需行修补术。直肠损伤：较少见。直肠破裂如发生在腹膜返折以上可引起弥漫性腹膜炎；如在返折以下，则可发生直肠周围感染。应要求患者禁食，遵医嘱静脉补液，合理应用抗生素。由于行直肠修补术时还需做临时的结肠造瘘，以利于直肠恢复，因此应做好造瘘口护理。

（3）神经损伤　主要是腰骶神经丛与坐骨神经损伤。观察患者是否有括约肌功能障碍、下肢某些部位感觉减退或消失、肌肉萎缩无力或瘫痪等表现，发现异常及时报告医生。

（4）脂肪栓塞与静脉栓塞　发生率较高，是骨盆创伤患者死亡的主要原因之一。如患者突然出现胸痛、胸闷、呼吸困难、咳嗽、咯血、烦躁不安甚至晕厥时,应警惕肺栓塞的发生。接受手术前后常规采取预防栓塞的措施,具体可见“第二章　创伤后全身并发症”内容。

第八节　肢(指)体离断

肢(指)体离断多由外伤所致,包括完全性或不完全性的肢(指)体离断。没有任何组织相连或有残存的少量组织相连,但在清创时必须切除者称为完全性断肢(指);凡伤肢(指)断面有主要血管断裂合并骨折脱位,伤肢断面相连的软组织少于断面总量的1/4,伤指断面相连皮肤不超过周径的1/8,不吻合血管,伤肢(指)远端将发生坏死者称为不完全性断肢(指)。

在临床上,较大的肢体断离,往往都会出现一系列的全身表现,如因出血和剧烈疼痛造成的休克等。

一、病因

肢(指)体离断多发生于车祸、机器事故、斗殴等,最主要的致伤因素有锐器致伤,如玻璃、刀等利器的切割;钝器挤压,如汽车轮、机床挤压等;旋转的机器、皮带轮所致的撕裂;高速旋转的圆盘电锯等。

二、临床评估及判断

对于存在肢(指)体离断的伤员,应评估全身情况和断肢(指)局部情况,判断有无再植手术的条件。

1. 全身情况　全身情况良好是断肢(指)再植的必要条件,若有重要器官损伤应先抢救,断肢(指)放于4℃冰箱中保存,待全身情况稳定后实施再植。

2. 肢(指)条件

(1)损伤性质　离断肢体的状况,如损伤性质等,与再植能否成功密切相关。①切割伤:断面整齐、污染较轻,血管、神经、肌腱等重要组织挫伤轻,再植成活率高,功能恢复较好。②碾压伤:局部组织损伤严重,但切除碾压部分后,可使断面变整齐,在肢体一定范围缩短后再植成功率仍可较高。③撕脱伤:局部损伤广泛且血管、神经、肌腱从不同平面撕脱,常需复杂的血管移植或移位方能再植,成功率和功能恢复均较差。

(2)再植时限　肢体离断后,组织细胞因缺血、缺氧而死亡。不同组织对缺血的耐受性不一,肌肉丰富的高位断肢比肌肉组织较少的断掌、断指和断足耐受性差。缺血引起的组织学变化随时间延长而加重,因此再植时限原则上是越早越好。一般以伤后6~8h为限,若伤后早期即将断肢(指)进行冷藏保存,可适当延长再植时限。上臂和大腿离断,再植时限严格控制,如为断指再植则可延长至12~24h。

(3)离断平面　肢(指)体离断的平面与再植时限对于术后全身情况的影响及功能恢复有明显关系,越是远端的断指,再植术后效果越好。

3. 不宜再植的情况　包括:①全身性慢性疾病,不允许长时间手术或有出血倾向者;②断肢(指)多发性骨折及严重软组织挫伤,血管床严重破坏,血管、神经、肌腱高位撕脱者;③断肢(指)经刺激性液体及其他消毒液长时间浸泡者;

④高温季节，离断时间过长，断肢（指）未经冷藏保存者；⑤患者精神不正常、本人无再植要求且不能合作者。

三、救治与护理

（一）现场急救

1. 抢救生命　首先应注意伤员有无休克等危及生命的情况，有无其他部位的合并创伤，如有休克或其他危及生命的创伤，应迅速进行抢救。

2. 止血包扎　迅速明确断肢的残端有无活动性出血，如有活动性出血，应加压包扎。如局部加压包扎仍不能止血时，可应用止血带，对于使用止血带者，要记录使用止血带的时间，每小时放松止血带一次，放松时间通常为10～15min。原则上不用止血钳止血，但如遇较大的动脉断端出血，局部加压或止血带止血无效时，可用止血钳将血管残端夹住止血，但不能因钳夹过多损伤近端的血管，以免影响血管吻合。

3. 迅速转运　发现断肢（指）后，应迅速电话联系、通知有再植能力的医院，确认生命体征稳定后应迅速将患者和断肢（指）送往医院，力争在6h内进行再植手术。转送途中注意监测患者的生命体征，了解有无其他并发症，积极防治休克，昏迷患者尤其注意保持呼吸道通畅。

4. 断肢（指）保存　完全离断的肢体，原则上不做任何无菌处理，禁忌用任何液体冲洗、浸泡或涂药，在保存上视运送距离而定。运送距离近的，可将离断的肢体用无菌敷料或清洁布类包好，与患者一起送往医院。运送距离远的，对断肢（指）进行干燥冷藏法保存，用无菌或清洁敷料包好，放入塑料袋内，做好标记，再将其放入加盖的容器中，容器外周加水和冰块各一半，避免断肢（指）与冰块直接接触而冻伤。对不完全离断的肢体，包扎止血后，用夹板固定，以减轻疼痛及组织的进一步损伤。如断肢（指）仍在机器中，应将机器拆开取出断肢（指）。切不可强行拉出或将机器倒转，以免加重损伤。到达医院后，立即检查断肢（指），刷洗消毒后用肝素盐水从动脉端灌注冲洗后，用无菌敷料包好，放在无菌盘内，置入4℃冰箱冷藏。切忌放入冷冻室，否则会造成肢体冻伤，影响再植。如为多指离断，分别包好，标记后放入冰箱，按再植顺序逐一取出。

（二）医院内救护

1. 抢救生命　若患者合并多发伤、复合伤或存在休克等危及生命的情况，应迅速进行抢救，必须把抢救生命放在第一位。

2. 断肢（指）再植　断肢（指）再植的程序一般为：彻底清创、重建骨的连续性、缝合肌腱、重建血液循环、缝合神经，最后闭合创口并包扎。

（1）彻底清创　既是再植手术的重要步骤，又是对离断肢（指）体组织损伤进一步了解的过程。一般对肢体的近、远端同时进行清创。除遵循一般创伤的清创原则外，还应仔细寻找和修整重要组织，如血管、神经、肌肉，并分别予以标记。肢（指）体血液循环恢复后，需再次对无血供的组织进行彻底切除。

（2）重建骨的连续性　修整和缩短骨骼，缩短长度以血管与神经在无张力下缝合、肌腱或肌肉在适当张力下缝合、皮肤及皮下组织能够覆盖为标准。

(3)缝合肌腱　重建骨支架后,先缝合肌腱再吻合血管。一方面,缝合的肌腱或肌组织作为适当的血管床,有利于调节吻合血管张力;另一方面,可避免先吻合血管再缝合肌腱时的牵拉对血管吻合口的刺激和影响。

(4)重建血液循环　确认动、静脉的解剖部位,在无张力下吻合,如有血管缺损应行血管移位或移植。一般主要血管均需吻合,如尺、桡动脉和手指的双侧指固有动脉等。一般先吻合静脉,再吻合动脉,最好在手术显微镜下进行。

(5)缝合神经　离断神经尽量在无张力状态下行一期缝合,如有缺损应立即行神经移植修复。

(6)闭合创口　断肢(指)再植的创口应完全闭合,不应遗留任何创面。适当缩短骨骼,以满足修复组织的需要。

(7)包扎　温生理盐水洗去血迹,以便与健侧对比观察再植肢体的皮肤颜色,多层松软布料包扎,指尖分开,指端外露,便于观察血液循环。

(三)护理措施

1.病情观察　监测患者生命体征,严密观察有无合并其他器官损伤以及离断肢(指)体的局部情况。

2.并发症的护理

(1)休克　患者因创伤大、出血多可出现低血容量性休克,如果肢(指)体创伤严重、断离平面高、缺血或严重感染等,可使毒素大量吸收导致中毒性休克。应严密观察有无神志改变和神经系统体征,积极采取抗休克措施,如输血、输液维持收缩压在100mmHg以上,若发生中毒性休克而危及患者生命时,应及时截除再植的肢体。

(2)急性肾衰竭 是断肢再植术后极其严重的并发症,可导致患者死亡。主要因长时间低血压、肢体挤压伤、离断肢体缺血时间长、清创不彻底、肢体并发感染等造成。早期表现为少尿或无尿、尿比重降低。应密切观察记录患者尿量,测定尿比重,同时观察患者神志,有无水肿、心律失常、恶心呕吐、皮肤瘙痒等尿毒症症状。

(3)血管危象 一般术后48h内易发生血管危象,由血管痉挛和栓塞所致。常表现为患肢颜色及皮温的改变。为预防血管危象,应抬高患肢,使之处于略高于心脏水平,以利静脉回流,减轻肢体肿胀。术后患者平卧10~14d。再植肢体可用落地灯局部照射,既利于血液循环,也利于局部保温,但在患肢血液循环较差的情况下则不宜照射,以免增加局部组织代谢。遵医嘱应用麻醉性镇痛药及抗凝解痉药物,既可止痛,又可保持血管扩张,防止血管痉挛。

3. 功能锻炼 功能锻炼是术后康复护理的重要环节,遵循循序渐进、主动的原则,按计划进行,不可操之过急。在肢(指)体成活、骨折愈合拆除外固定后,进行主动或被动功能锻炼,并适当辅以物理治疗,促进功能恢复。一般于术后3周左右,对于未制动的关节可做轻微的屈伸活动,以免因长期制动而影响关节活动。术后4~6周以主动活动为主,练习患肢(指)伸屈、握拳等动作;被动活动时动作轻柔并对再植部位进行妥善保护。术后6~8周时骨折已愈合,应加强受累关节的主动活动,患手做提、挂、抓的使用练习,并配合理疗,促进肢体运动和感觉功能的恢复。

第四章　环境及理化因素损伤

第一节　烧　伤

烧伤是一种常见的损伤，广义的烧伤一般是指各种热力等因素所致的始于皮肤、由表及里的损伤。严重烧伤可致残，甚至危及生命。

一、病因

烧伤常由各种热力、光源、化学腐蚀剂、放射线等因素导致，其中热力因素常见的有：热液（如水、汤、油等）、蒸汽、高温气体、火焰、炽热金属或塑料液体和固体（如钢水、钢锭或高温塑料等）。化学因素常见的有强酸、强碱。

二、发病机制

热力因素所致烧伤往往会因附着于皮肤而持续损伤组织。比如，黏稠的热液附着于皮肤致使热力继续渗透，烧伤程度加深。但热水或热蒸汽所致的热灼伤，脱离热源后热力作用消失，烧伤即停止。

强酸强碱类等化学性因素所致的化学烧伤有不同的致伤特点。强碱类的氧化和渗透性可致皮肤蛋白溶解，皮下脂肪发生皂化反应，故烧伤程度会逐渐加深；强酸类的还原作用，引起皮肤蛋白凝固，伤处往往不出现水疱，而是形成焦痂。

因电流、高压电击、雷电击伤所致的电烧伤，皮肤上多有两处电击伤口，即入口、出口。这类伤口有“口小底大”的特点，外观上的轻伤往往掩盖了严重的深部组织穿透性损害。严重电击伤可引发肌损伤而产生肌红蛋白尿，还可造成短暂或永久性的神经病变或迟发型损伤。

大面积烧伤后往往还会引发机体产生一系列变化，造成其他严重的并发症。大面积烧伤后，机体释放出多种血管活性物质，如组胺、S－HT、激肽、前列腺素类、儿茶酚胺、氧自由基、肿瘤坏死因子、血小板活化因子、溶酶体酶等，引起烧伤后微循环变化和毛细血管通透性增加，导致血容量减少、红细胞丢失、负氮平衡和免疫功能降低等，从而诱发休克，继发肺部感染、急性呼吸衰竭、急性肾衰竭、烧伤脓毒症、应激性溃疡等并发症，使病情更加恶化。

三、病情评估及判断

（一）临床分期

根据烧伤病理生理特点，一般将烧伤临床发展过程分为四期，各期之间相互交错，烧伤越重，其关系越密切。

1．体液渗出期　组织烧伤后立即发生的反应是体液渗出，一般以伤后6～12d最快，持续24～48h，以后渐趋稳定并开始回吸收。此期由于体液的大量渗出和血管活性物质的释放，容易发生低血容量性休克，临床上又称为休克期。

2. 急性感染期　从烧伤渗出液回吸收开始，感染的危险即已存在并将持续至创面完全愈合。烧伤后早期因为皮肤生理屏障被破坏，致病菌在创面中的坏死组织和渗出液中大量繁殖；严重烧伤后的应激反应及休克的打击，全身免疫功能低下，对病原菌的易感性增加，通常在休克的同时即可并发局部和全身性感染。深度烧伤形成的凝固性坏死及焦痂，在伤后2～3周可进入广泛组织溶解阶段，此期细菌极易通过创面侵入机体引起感染，此阶段为烧伤并发全身性感染的又一高峰期。

烧伤感染可来自创面、肠道、呼吸道或静脉导管等，在严重烧伤时，内源性感染是早期全身性感染的重要来源，细菌可通过呼吸道、肠道等进入血液循环，播散至各脏器，严重者可引起多器官功能障碍综合征。

3. 创面修复期　烧伤后组织修复在炎症反应的同时即已开始。创面的修复与烧伤的深度、面积及感染的程度密切相关。浅度烧伤多能自行修复，无瘢痕形成；深Ⅰ度烧伤靠残存的上皮岛融合修复，如无感染，3～4周逐渐修复，留有瘢痕；Ⅰ度烧伤形成瘢痕或挛缩，可导致肢体畸形和功能障碍，需要皮肤移植修复。

4. 康复期　深度创面愈合后，可形成瘢痕，严重者影响外观和功能，需要锻炼、工疗、体疗和整形以期恢复；某些器官功能损害及心理异常也需要一个恢复过程；深Ⅱ度和Ⅰ度创面愈合后，常有瘙痒或疼痛、反复出现水疱，甚至破溃，并发感染，形成残余创面，这种现象的终止往往需要较长时间;严重大面积深度烧伤愈合后,由于大部分汗腺被毁,机体热调节体温能力下降,在夏季,这类伤员多感全身不适,常需 2 ~3 年的调整适应过程。

(二)烧伤面积估算

烧伤面积以相对于体表面积的百分率表示。估算方法有多种,目前国内多采用中国新九分法和手掌法。

(1)中国新九分法　适用于烧伤面积较大的患者。将全身体表面积划分为 11 个 9% 的等份,另加 1%,其中头颈部为 9%(1 个 9%)、双上肢为 18%(2 个 9%)、躯干(包括会阴)为 27%(3 个 9%)、双下肢(包括臀部)为 46%(5 个 9% +1%)。儿童头较大,下肢相对短小,可按下法计算:头颈部面积 = 9% +(12 - 年龄)%,双下肢面积 = 46% -(12 -年龄)%。

(2)手掌法　主要适用于评估小面积烧伤,也可辅助九分法评估烧伤面积。是利用患者自己的手掌测量其烧伤面积。不论年龄或性别,若将五指并拢,则单掌的掌面面积占体表面积的 1%。

(三)烧伤深度判断

烧伤深度目前普遍采用 3 度 4 分法,即Ⅰ度、浅Ⅱ度、深Ⅱ度、Ⅲ度。其中,Ⅰ度及浅Ⅱ度烧伤属浅度烧伤;深Ⅱ度和Ⅲ度烧伤属深度烧伤(表 4 -1)。

表 4-1　烧伤局部临床特点

烧伤深度		组织损伤	局部表现	预后
红斑性	Ⅰ度	表皮浅层	皮肤红斑,干燥、灼痛,无水疱	3~4d 脱屑痊愈
水疱性(Ⅱ度)	浅Ⅱ度	表皮全层、真皮浅层	红肿明显,疼痛剧烈;有大小不一的水疱,疱壁薄,创面基底潮红	1~2 周愈合,多有色素沉着,无瘢痕
	深Ⅱ度	真皮深层	水肿明显,痛觉迟钝,拔毛痛;水疱较小,疱壁较厚,创面基底发白或红白相间	3~4 周愈合,常有瘢痕形和色素沉着
焦痂性	Ⅲ度	皮肤全层,皮下、肌肉或骨髓	痛觉消失,创面无水疱,干燥如皮革样坚硬,呈蜡白或焦黄色甚至炭化,形成焦痂,痂下可见树枝状栓塞的血管	3~4 周后焦痂自然脱落,愈合后留有瘢痕或畸形

(四)烧伤严重程度判断

按烧伤的总面积和烧伤的深度将烧伤程度分为 4 类(通常情况下,烧伤总面积的计算不包括Ⅰ度烧伤)。

1. 轻度烧伤　Ⅱ度烧伤总面积在 10% 以下。

2. 中度烧伤　Ⅱ度烧伤面积在 11% ~30%,或Ⅰ度烧伤面积在 10% 以下。

3. 重度烧伤　烧伤总面积在 31% ~50%,或Ⅲ度烧伤面积11% ~20%;或总面积、Ⅲ度烧伤面积虽未达到上述范围,但已发生休克、吸入性损伤或有较重复合伤者。

4. 特重烧伤 烧伤总面积在50%以上,或Ⅲ度烧伤面积在20%以上,或存在较重的吸入性损伤、复合伤等。

(五)全身表现

小面积、浅度烧伤无全身症状,大面积、重度烧伤患者伤后48h内易发生低血容量性休克,主要表现为口渴、脉搏细速、血压下降、皮肤湿冷、尿量减少、烦躁不安等。感染发生后可出现体温骤升或骤降,呼吸急促、心率加快、创面骤变,白细胞计数骤升或骤降;其他如尿素氮、肌酐清除率、血糖、血气分析都可能变化。

(六)吸入性损伤表现

吸入性损伤又称呼吸道烧伤,是指吸入火焰、蒸汽或化学性烟尘、气体等所引起的呼吸系统损伤。其致伤因素为热力或燃烧时烟雾中的化学物质,如一氧化碳、氮化物等,这些化学物质能引起局部腐蚀和全身中毒。多见于头面部烧伤患者,面、颈、口鼻周围常有深度烧伤创面,鼻毛烧毁,口鼻有黑色分泌物;有呼吸道刺激症状,咳炭末样痰,呼吸困难,声音嘶哑,肺部可闻及哮鸣音,多死于吸入性窒息。

四、救治与护理

(一)现场救护

正确施行现场急救,去除致伤原因,迅速抢救危及患者生命的损伤,如窒息、大出血、开放性气胸、中毒等。若心跳呼吸停止,立即就地实施心肺复苏术。

1. 迅速脱离热源　如火焰烧伤应尽快脱离火场,脱去燃烧衣物,就地翻滚或是跳入水池灭火。互救者可就近用非易燃物品(如棉被、毛毯)覆盖,以隔绝灭火。忌奔跑或用双手扑打火焰。小面积烧伤立即用冷水连续冲洗或浸泡,既可减轻疼痛,又可防止余热继续损伤组织。

2. 保护创面　剪开并取下伤处的衣裤,不可剥脱;创面可用干净敷料或布类简单包扎后送医院处理,避免受压,防止创面再损伤和污染。避免用有色药物涂抹,以免影响对烧伤深度的判断。

3. 保持呼吸道通畅　火焰烧伤后呼吸道受热力、烟雾等损伤,可引起呼吸困难、呼吸窘迫,应特别注意保持呼吸道通畅,必要时放置通气管、行气管插管或切开。如合并一氧化碳中毒,应移至通风处,给予高流量氧气或纯氧吸入。

4. 其他救治　应尽快建立静脉通道,给予补液治疗,避免过多饮水,以免发生呕吐及水中毒,可适量口服淡盐水或烧伤饮料。安慰和鼓励患者保持情绪稳定。疼痛剧烈可酌情使用镇静、镇痛药物。

5. 妥善转运　在现场急救后,轻伤患者即可转送。烧伤面积较大者,如不能在伤后 1 ~ 2h 送到附近医院,应在原地积极抗休克治疗,待休克控制后再转送。转运途中应建立静脉输液通道,保持呼吸道通畅。

(二)医院内救护

1. 防治休克　严重烧伤特别是大面积烧伤患者,防治休克至关重要。静脉补液是防治休克的主要措施。

(1)补液总量　根据烧伤早期体液渗出的规律估计补液总量。国内通常按患者的烧伤面积和体重计算补液量。

①伤后第1个24h:补液总量的一半应在伤后8h内输入。每1%烧伤面积(Ⅱ度、Ⅲ度)每千克体重应补充胶体液和电解质液共1.5ml(儿童为1.8ml,婴儿为2ml),另加每日生理需要量2000ml(儿童60～80ml/kg,婴儿10ml/kg)即:

第1个24h补液量=体重(kg)×烧伤面积×1.5ml(儿童为1.8ml,婴儿为2ml)+2000(儿童60～80ml/kg,婴儿100ml/kg)。

②伤后第2个24h:电解质液和胶体液为第1个24h的一半,再加每日生理需要量2000ml。

(2)补液种类　胶体液和电解质液的比例为1∶2,大面积深度烧伤者与小儿烧伤其比例可改为1∶1。胶体液首选血浆,紧急抢救时可用低分子量的血浆代用品,但总用量不宜超过1000ml,Ⅲ度烧伤患者可适量输全血。电解质溶液首选平衡盐液,并适当补充碳酸氢钠溶液。生理需要量一般用5%～10%葡萄糖注射液。

2.处理创面　主要目的是清洁保护创面,防治感染,促进创面愈合;减少瘢痕产生,最大限度恢复功能。

(1)初期清创　在控制休克之后尽早清创,即清洗、消毒、清理创面。Ⅰ度烧伤创面不需要特殊处理,能自行消退。浅Ⅰ度创面的小水疱可不予处理,大水疱可用无菌注射器抽吸,疱皮破裂可用无菌油性敷料包扎。深度创面坏死表皮应去除。清创后创面根据烧伤的部位、面积及医疗条件等选择包扎疗法或暴露疗法。

(2)包扎疗法　包扎可以保护创面、减少污染和及时引流创面渗液。适用于烧伤面积小或四肢的浅Ⅱ度烧伤。创面清创后用油性纱布覆盖创面,再用多层吸水性强的干纱布包裹,包扎厚度为2～3cm,包扎范围应超过创面边缘5cm。包扎松紧适宜,压力均匀,为避免发生粘连或畸形,指(趾)之间要分开包扎。

(3)暴露疗法　将患者暴露在清洁、温暖、干燥的空气中,使创面的渗液及坏死组织干燥成痂,以暂时保护创面。适用于头面、会阴部烧伤及大面积烧伤或创面严重感染者。创面可涂1%磺胺嘧啶银霜、碘伏等外用药物。

(4)手术疗法　对深度烧伤创面,应及早采用积极的手术治疗,包括切痂(切除烧伤组织达深筋膜平面)或削痂(削除坏死组织至健康平面),并立即植皮。小面积深度烧伤者,可采用自体游离皮片移植、皮瓣移植等方法,以修复皮肤与组织的严重缺损,减轻功能障碍。大面积烧伤者,因自体供皮区不足,可采用大张异体皮开洞嵌植小块自体皮、异体皮下移植微粒自体皮、网状皮片移植等方法,以尽量覆盖创面,减少感染机会,减轻瘢痕挛缩,降低致残率。

3. 防治感染　烧伤感染来源有外源性与内源性感染,常见致病菌有铜绿假单胞菌、金黄色葡萄球菌、大肠埃希菌、白色葡萄球菌等。近年来真菌感染逐渐增多。

(1)改善机体防御功能,积极纠正休克,给予肠内或肠外营养,尽可能用肠内营养,因其接近生理功能,可促进肠黏膜屏障的修复,且并发症较少。

(2)正确处理创面是防治全身性感染的关键措施。特别是深度烧伤创面,是主要的感染源,应早期切痂、削痂、植皮。中、重度烧伤需注射TAT预防破伤风。

(3)合理应用抗生素,及早使用抗生素和破伤风抗毒素,以后再根据创面细菌培养和药物敏感试验结果进行调整。

(三)护理措施

1. 病情观察　密切观察患者生命体征变化。大面积烧伤可导致机体有效循环血量不足而发生休克,应注意识别早期休克征象,对于可能存在吸入性损伤的伤员应密切关注呼吸情况以及痰液性状,如有异常及时报告医生予以处理。

2. 维持有效呼吸

(1)保持呼吸道通畅　及时清除呼吸道分泌物,协助其翻身、叩背,必要时吸痰。若患者出现刺激性咳嗽、咳炭末样痰、呼吸困难、呼吸频率增快,血氧饱和度下降、血氧分压下降等表现时,应积极做好气管插管或气管切开术的准备,并加强术后护理。

(2)给氧　吸入性损伤患者多有不同程度缺氧,一般用鼻导管或面罩给氧,氧浓度40%左右,氧流量4~5L/min。合并一氧化碳中毒者可经鼻导管给高浓度氧或纯氧吸入,有条件者应积极采用高压氧治疗。

3. 维持有效循环血量

(1)轻度烧伤者　可予口服淡盐水或烧伤饮料(100ml液体中含食盐0.3g、碳酸氢钠0.15g、糖适量)。

(2)中、重度烧伤者　迅速建立2~3条能快速输液的静脉通道,以保证各种液体及时输入。遵循“先晶后胶,先盐后糖,先快后慢”的输液原则,合理安排输液种类和速度,以尽早恢复有效循环血量。根据动脉血压、中心静脉压、心率、尿量、末梢循环、精神状态等判断液体复苏的效果。

液体复苏有效的指标是:①成人每小时尿量为 30 ~ 50ml,小儿每千克体重每小时不低于 1ml;②患者安静,无烦躁不安;③无明显口渴;④脉搏、心跳有力,脉率在 120/min 以下,小儿脉率在 140/min 以下;⑤收缩压维持在 90mmHg、脉压在 20mmHg 以上,中心静脉压为 5 ~ 12cmH_2O;⑥呼吸平稳。

4. 加强创面护理,促进愈合

(1)包扎疗法护理　抬高肢体并保持各关节功能位,保持敷料清洁干燥。密切观察创面,及时发现感染征象,如发热、伤口异味、疼痛加剧、渗出液颜色改变等,需加强换药及抗感染治疗,必要时可改用暴露疗法。包扎松紧适宜,压力均匀,达到要求的厚度和范围,注意观察肢体末梢血液循环情况,如肢端动脉搏动、颜色及温度。

(2)暴露疗法护理　严格消毒隔离制度,保持创面干燥,渗出期应以消毒敷料吸去创面过多的分泌物,表面涂以抗菌药物。若发现痂下有感染,应立即去痂引流,清除坏死组织。定时翻身或使用翻身床,避免创面长时间受压而影响愈合。极度烦躁或意识障碍者,适当约束肢体,防止抓伤。

(3)植皮手术护理　深度烧伤创面愈合慢或难以愈合,且瘢痕增生可造成畸形并引起功能障碍,应早期采取切痂、削痂和植皮,做好植皮手术前后的护理。

(4)特殊烧伤部位的护理

眼部烧伤:及时用无菌棉签清除眼部分泌物,局部涂烧伤膏或用烧伤纱布覆盖加以保护，以保持局部湿润。

耳部烧伤：及时清理流出的分泌物，并在外耳道入口处放置无菌干棉球并经常更换；耳周部烧伤应用无菌纱布铺垫，尽量避免侧卧，以免耳廓受压，防止发生中耳炎或耳软骨炎。

鼻烧伤：及时清理鼻腔内分泌物及痂皮，鼻黏膜表面涂烧伤膏以保持局部湿润、预防出血；合并感染者用抗菌药液滴鼻。

会阴部烧伤：多采用暴露疗法。及时清理创面分泌物，保持创面干燥、清洁。在严格无菌操作下留置导尿管，并每日行会阴擦洗2～3次，预防尿路及会阴部感染。

5. 防治感染　遵医嘱及早应用抗生素，观察全身情况及创面变化，若患者出现寒战、高热、脉搏加快，创面出现脓性分泌物、坏死或异味等，应警惕创面感染、全身性感染的发生。正确处理创面，加强换药，并采取必要的消毒隔离措施，防止交叉感染。营养支持，增强抗感染能力，予以高蛋白、高能量、高维生素、清淡易消化饮食，少量多餐。经口摄入不足者，经肠内或肠外补充营养，以保证摄入足够的营养素。

6. 心理护理　耐心倾听患者对烧伤的不良感受，给予真诚的安慰和劝导，取得患者的信任；耐心解释病情，说明各项治疗的必要性和安全性，使其了解病情、创面愈合和治疗的过程，并消除顾虑、积极合作；利用社会支持系统的力量，鼓励患者面对现实，树立战胜疾病的信心，并鼓励患者积极参与社交活动和工作，减轻心理压力、放松精神和促进康复。

第二节　冻　伤

冻伤(frostbite)或称冷伤(cold injury)是机体遭受低温侵袭所引起的局部或全身性损伤。在寒冷地区,不论平时、战时均可发生冻伤,尤其战时,冻伤往往急剧增多。

一、病因

1. 非冻结性冻伤　由10℃以下至冰点以上的低温加以潮湿条件所造成,如冻疮、战壕足、水浸足、水浸手等。

2. 冻结性冻伤　由冰点以下的低温(一般在5℃以下)所造成,分局部冻伤(又称冻伤)和全身冻伤(又称冻僵)。

二、创伤机制

1. 非冻结性冻伤　冷刺激引起血管长时间的收缩或痉挛,导致血管功能障碍;继而发生血管持续扩张、血流淤滞和体液渗出,重者形成水疱,皮肤坏死,形成冻疮。在我国常发生在冬季与早春,长江流域因湿度较高比寒冷的北方多见。好发于肢体末端和暴露部位,如耳廓、面部、手背、足趾等处。

2. 冻结性冻伤　当局部接触冰点以下低温时,发生强烈的血管收缩反应,严重者可在细胞内外液形成冰晶。组织内冰晶不仅可使细胞外液渗透压增大致细胞脱水、蛋白变性、酶活性降低以致坏死,还可机械性破坏组织细胞结构,冻融后发生坏死及炎症反应。全身受低温侵袭时,外周血管发生强烈收缩和寒战反应,体温由表及里降低,使心血管、脑和其他器官均受害。如不及时抢救,可直接致死。

三、临床表现及病情评估

1. 非冻结性冻伤　冻疮初起时，主要表现为紫红色斑、变凉、肿胀，可出现结节。局部有灼热、痒感或胀痛，在温暖环境中更明显。随病情进展，可出现水疱、糜烂或溃疡，如无继发感染可自愈，但易复发。

2. 冻结性冻伤

(1)局部冻伤　先有局部皮肤苍白发凉、针刺样痛，继而出现麻木、知觉丧失，肿胀一般不明显。复温解冻后，局部变化开始明显，根据其损伤程度分为3度。

Ⅰ度冻伤：又称红斑性冻伤，伤及表皮层。局部红肿、充血，自觉热、痒、刺痛。症状于数日后消失，愈合后表皮脱落，不留瘢痕。

Ⅱ度冻伤：又称水疱性冻伤，伤及真皮层。局部明显充血、水肿，伴有水疱形成，疱液呈血清样。局部疼痛较明显，但感觉迟钝，对针刺、冷、热感觉消失。1～2日后疱内液体吸收，形成痂皮。若无继发感染，2～3周后痂皮脱落，可有轻度瘢痕形成。

Ⅲ度冻伤：又称坏死性冻伤，伤及皮肤全层，严重者可深达皮下组织、肌肉、骨骼，甚至整个肢体坏死。复温后，皮肤逐渐变为黑褐色，感觉消失，创面周围红、肿、痛并有水疱形成。严重Ⅲ度冻伤创面表面呈死灰色、无水疱；坏死组织与健康组织的分界较明显，常呈干性坏死，若并发感染则为湿性坏疽。治愈后多留有功能障碍或伤残。

(2)全身性冻伤　首先表现为冷应激反应,如心跳、呼吸加快,血压升高,外周血管收缩、寒战等,随着核心温度的下降,逐渐出现寒战停止、意识模糊或丧失、脉搏呼吸减缓、心律失常,最终因多器官功能衰竭而死亡。

四、救治与护理

(一)现场急救

尽快脱离寒冷环境,进行全身和局部复温,以减少组织冻结的时间。将冻僵部位置于40℃～42℃的温水中复温,时间一般为20～30min。如无复温条件,可将伤肢放在救护者怀中复温,切忌用火烤、雪搓或拍打。对心跳、呼吸骤停者施行胸外心脏按压和人工呼吸、吸氧等急救措施。

(二)医院内救护

1. 局部冻伤　局部创面处理根据冻伤深度的情况而异,Ⅰ度冻伤创面保持清洁干燥;Ⅱ度冻伤创面经复温、消毒后,以软干纱布包扎或涂冻伤膏后暴露;Ⅲ度冻伤多采用暴露疗法,保持创面清洁干燥,待坏死组织边界清楚时予以切除。坏死组织脱落或切除后的创面应及早植皮,对并发湿性坏疽者常需截肢。

2. 全身冻伤　①复温后首先采用补液、血管活性药物、除颤等防治休克。②保持呼吸道通畅、给氧和呼吸兴奋剂、防治肺部感染等,维护呼吸功能。③为防治脑水肿和肾功能不全可适当应用利尿药。④纠正水、电解质,酸碱平衡失调,营养支持等。

（三）护理措施

1. 复温护理　尽快使伤员脱离寒冷环境，去除潮湿的衣服、鞋袜，尽早进行全身和局部复温。轻度冻伤者一般置于室温下，加盖被服保暖；冻伤较重者，可置于30℃左右的暖室中；全身性冻僵的复温至肛温32℃时即可停止。能进食者可给予热饮，如热牛奶、热豆浆、热菜汤等，但不可饮酒，以免增加散热。

2. 妥善处理　复温后的创面开始起水疱或血疱，不能剪破疱皮，在伤后48h，将疱皮低位剪破并复位；对于已分离的污染疱皮应剪除，用无菌纱布将创面的渗出液、分泌物等吸净。创面清洁后行半暴露疗法，或外加敷料包扎，并抬高患肢。

3. 减轻疼痛　在复温过程中及复温后，冻伤肢体会出现剧烈的疼痛，可口服或肌内注射镇痛剂等。

4. 心理护理　耐心倾听重度冻伤患者对预后的担忧等不良感受，给予真诚的安慰和劝导。耐心解释病情，以消除顾虑，利用社会支持系统的力量，鼓励患者树立战胜疾病的信心。

5. 并发症的护理　密切观察病情，监测生命体征。及时了解各脏器的情况，预防和处理并发症。措施包括：①保持呼吸道通畅、吸氧。②维持水、电解质、酸碱平衡。③改善局部血液循环，遵医嘱给予低分子右旋糖酐、肝素钠等，避免血细胞凝聚和血栓形成。④给予维生素C、白蛋白等，减少水肿、促进损伤细胞修复。⑤必要时给予抗生素、破伤风抗毒素或气性坏疽抗毒血清防治感染，并注意观察药物的不良反应。

第三节　淹　溺

淹溺(drowned)常称为溺水,是人淹没或沉浸在液体介质中并导致呼吸损害的过程。淹溺是意外死亡的常见原因之一,全球每年发生淹溺超过50万例,是引起儿童与青少年心脏骤停的主要原因。

一、病因

淹溺多见于儿童、青少年和老年人,常见的原因有误落水、意外事故(如遇洪水灾害等),偶有投水自杀者。

人淹没于水中后,本能地出现反射性屏气和挣扎,避免水进入呼吸道。但由于缺氧,被迫深呼吸,从而使大量水进入呼吸道和肺泡,阻滞气体交换,加重缺氧和二氧化碳潴留,造成严重缺氧、高碳酸血症和代谢性酸中毒。

二、发病机制

由于浸没的介质不同,其损伤机制亦不同,临床分为淡水淹溺和海水淹溺两种类型。

1. 淡水淹溺　一般江、河、湖、池中的水属于淡水,渗透压较血浆或其他体液渗透压低。人浸没淡水后,通过呼吸道和胃肠道进入体内的淡水迅速进入血液循环,血容量剧增可引起肺水肿和心力衰竭,并可稀释血液,引起低钠、低氯和低蛋白血症。低渗液体使红细胞肿胀、破裂,发生溶血,出现高钾血症和血红蛋白尿。过量的血红蛋白堵塞肾小管引起急性肾衰竭。高钾血症可使心搏骤停。淡水吸入最重要的临床症状是肺损伤，低渗性液体经肺组织渗透迅速渗入肺毛细血管，损伤气管、支气管和肺泡壁的上皮细胞，使肺泡表面活性物质失活，肺顺应性下降，肺泡表面张力增加，肺泡容积急剧减少，肺泡塌陷萎缩，进一步阻滞气体交换，造成全身严重缺氧。

2. 海水淹溺　海水含钠量约是血浆的 3 倍以上，还有大量的钙盐和镁盐，较人体渗透压高。因此，吸入海水时血管内的液体或血浆大量进入肺泡内，引起急性肺水肿、血容量降低、血液浓缩、低蛋白血症、高钠血症，发生低氧血症。此外，海水对肺泡上皮细胞和肺毛细血管内皮细胞的化学损伤作用更易促使肺水肿的发生。高钙血症可导致心律失常，甚至心脏停搏。高镁血症可抑制中枢和周围神经，导致横纹肌无力、扩张血管和降低血压。

3. 其他　如不慎跌入粪池、污水池和化学物贮存池时，可附加腐生物和化学物的刺激、中毒作用，引起皮肤和黏膜损伤、肺部感染以及全身中毒。

三、病情评估及判断

（一）病情判断

缺氧是淹溺者最重要的表现，淹溺可引起全身缺氧，可导致心跳、呼吸骤停，脑水肿，肺部吸入污水可发生肺部感染。在病程演变中可发生低氧血症、弥散性血管内凝血、急性肾衰竭和多器官功能障碍综合征。如淹没于粪坑、污水池和化学物贮存池等处时，除淹溺窒息表现外，还会伴有相应的皮肤、黏膜损伤和全身中毒。患者常表现为窒息、昏迷及意识不清,呼吸、心跳微弱或停止。有颜面、指端发绀,面部肿胀,双眼结膜充血。口鼻充满泡沫或杂质,肺部听诊可闻及干性及细湿啰音,四肢冰冷,腹部鼓胀,寒战。海水淹溺者有口渴感,可伴有头、颈部损伤。常表现为不同程度的低体温。

应向淹溺者的陪同人员详细了解淹溺发生的时间、地点、水源性质以及现场施救情况,以指导急救。

1. 症状　淹溺患者常表现为窒息、神志丧失、呼吸、心跳微弱或停止。在复苏过程中可出现各种心律失常、肺水肿表现,甚至心室颤动、心力衰竭、ARDS、脑水肿、溶血性贫血、急性肾衰竭或 DIC 等各种临床表现。肺部感染较为常见。如淹溺在冰冷的水中,患者可发生低温综合征。

2. 体征　皮肤发绀、颜面肿胀、球结膜充血、口鼻充满泡沫或泥污。常出现精神状态改变、烦躁不安、抽搐、昏迷和肌张力增加。呼吸表浅、急促或停止。肺部可闻及干湿啰音,偶尔有喘鸣音。心律失常、心音微弱或消失。腹部膨隆,四肢厥冷。有时可伴头、颈部损伤。

(二)辅助检查

1. 血、尿检查　淹溺者常有白细胞轻度增高,淡水淹溺者可出现血液稀释或红细胞溶解,出现低钠、低氯血症,血钾升高,血和尿中出现游离血红蛋白。海水淹溺者出现血液浓缩,轻度高钠血症或高氯血症,可伴血钙、血镁增高。重者出现 DIC 的实验室检测指标。

2. 心电图检查　常有窦性心动过速、非特异性 ST 段和 T 波改变,病情严重时出现室性心律失常、完全性心脏传导阻滞。

3. 动脉血气分析　约 75% 病例有明显混合性酸中毒，几乎所有患者都有不同程度低氧血症。

4. X 线检查　胸片常显示斑片状浸润，有时出现典型肺水肿征象。约 20% 病例胸片无异常发现。疑有颈椎损伤时，应进行颈椎 X 线检查。

四、救治与护理

（一）现场救治

淹溺所致死亡的原因主要是缺氧。缺氧时间和程度是决定淹溺者预后最重要的因素，纠正缺氧本身也可导致自主呼吸或循环的恢复。如果现场无有效的复苏，组织缺氧将导致呼吸、心搏骤停和多器官功能障碍。因此，快速、有效的现场救护，尽快对淹溺者进行通气和供氧是最重要的紧急抢救措施。2015 年欧洲《特殊场合的心肺复苏指南》的淹溺生存链包括五个关键的环节：①预防淹溺；②识别与求救；③提供漂浮救援物；④救离水中；⑤提供医疗救护。前两个环节涉及淹溺预防和识别，以下主要介绍水中营救和救离后的复苏。

1. 水中营救　现场目击者在初步营救和复苏中发挥关键作用。但同时，目击者在尝试营救时也易发生危险。因此，除非非常必要，千万不要妄自下水。可将木棍或衣服等作为救援设施递送给淹溺者，并让其尽量抓住。如果淹溺者离岸不远，扔绳索或漂浮救援设施也是可行的。如果不得不下水营救，可借助浮力救援设备或船接近淹溺者。切忌一头扎进水里救人，因为这样可能会影响施救者的视野，并且可能增加脊柱损伤的风险。施救者应镇静，尽可能脱去衣裤，尤其要脱去鞋靴，迅速游到淹溺者附近，并从背后接近淹溺者，一手托着他的头颈，将面部托出水面，或抓住腋窝仰游，将淹溺者救上岸。救护时应防止被淹溺者紧紧抱住。

2. 水中复苏　接受过训练的施救人员在漂浮救援设施的支持下可实施水上人工呼吸。

3. 移离水中　立即将淹溺者移离水中。淹溺者发生颈髓损伤的可能性非常小，大约为0.009%。除非是有浅水跳水、驾驶、滑水、创伤或乙醇中毒迹象，否则，在没有颈髓损伤的情况下不进行常规的颈椎制动，以免干扰气道开放，延迟人工呼吸和CPR的启动。

4. 初期复苏　淹溺者一旦被救离水中，即应遵循标准生命支持顺序进行抢救，首先检查患者反应，开放气道，检查有无生命迹象。淹溺现场复苏的流程如下：

(1)畅通气道　迅速清除呼吸道中的污水、污物、分泌物及其他异物，有义齿者取出义齿，并将舌拉出，牙关紧闭者捏住两侧颊肌，然后用力将口打开，松解领口及紧裹的内衣和腰带，保持呼吸道通畅。

现场常用的倒水（控水）动作有：将患者腹部置于施救者屈膝的大腿上，头部下垂，施救者平压患者背部，将呼吸道和胃内的水倒出；或由施救者抱起患者的腰腹部，使背部朝上，头部下垂予以倒水。如有心跳、呼吸骤停应立即CPR，不应因倒水而延误CPR。

(2)心肺复苏　清理呼吸道后应尽快实施心肺复苏。

心肺复苏反映了快速缓解缺氧的重要性，即采用“ABC”策略。首先给予5次通气，每次吹气1s左右，并能看到胸廓有效的起伏运动。由于此时肺顺应性降低以及高气道阻力，通常需要更长的时间吹气。但应注意吹气压过高可能会造成胃的膨胀，增加反流，并降低心输出量。如果淹溺者对初次通气无反应，即应将其置于硬平面上开始胸外心脏按压，按压与通气比例遵循30∶2。由于大多数淹溺者在缺氧后会持续心搏骤停，因此，仅实施胸外心脏按压的CPR并无效果，应予以避免。在CPR开始后才应使用自动体外除颤仪（AED），连上AED电极片前应将患者胸壁擦干。腹部施压（海姆利克氏法）只有在气道内固体物梗阻时使用。其他情况下绝不要采用此操作，因为它只会增加胃内容物进一步反流和内容物液体流入肺内。

胃内容物与水的反流在复苏过程中较为常见，可将淹溺者侧卧，必要时直接吸引反流物质。

5. 迅速转运　迅速转运至医院进一步救治，途中不断救护。怀疑有颈部损伤者要给予颈托保护。

（二）医院内救治

1. 维持呼吸功能　给予高流量吸氧，根据情况行气管插管并给予机械通气，必要时行气管切开术。

2. 补充血容量，维持水、电解质和酸碱平衡　淡水淹溺时，因血液稀释，应适当限制入水量，并适当补充氯化钠溶液、血浆和白蛋白；海水淹溺时，由于大量体液渗入肺组织，血容量偏低，需及时补充液体，可用葡萄糖溶液、低分子右旋糖酐、血浆，严格控制氯化钠溶液；注意纠正高钾血症及酸中毒。

3. 防治急性肺损伤　早期、短程、足量应用糖皮质激素可防治淹溺后发生的炎性反应、急性肺损伤及急性呼吸窘迫综合征。

4. 防治脑缺氧损伤、控制抽搐　淹溺后存在不同程度的缺氧性脑损害,尤其是发生呼吸衰竭的患者。改善通气,维持血液中二氧化碳处于正常水平,降低颅内压十分必要。

5. 防治低体温　对冷水中淹溺者按低体温处理,可采用体外和体内复温措施。

6. 对症治疗　积极防治脑水肿、感染、急性肾衰竭等并发症。体外膜肺(ECMO)对救治淹溺后的难治性心搏骤停有一定效果。

(三)护理措施

1. 即刻护理措施　①迅速将患者安置于抢救室内,换下湿衣裤,注意保暖。②保持呼吸道通畅,给予高流量吸氧,根据情况配合气管插管并做好机械通气准备。③建立静脉通路。

2. 输液护理　对淡水淹溺者,应严格控制输液速度,从小剂量、低速度开始,防止短时间内补充大量液体,加重肺水肿。海水淹溺者出现血液浓缩症状的应及时按医嘱输入5%葡萄糖和血浆液体,切忌输入生理盐水。

3. 复温护理　复温速度要求稳定、安全。常用复温的方法分为体表复温法和中心复温法两种。

(1)体表复温法　迅速将低体温者移入温暖环境,脱掉衣服、鞋袜,采取全身保暖措施。加盖棉被或毛毯,用热水袋放腋下及腹股沟(注意不要直接放在皮肤上,用垫子、衣服或毯子隔开,以防烫伤),有条件者用电毯包裹躯体,用热辐射(红外线和短波透热)进行复温等,也可将冻伤者浸入40℃~42℃温浴盆中,水温自34℃~35℃开始,5~10分钟后提高水温到42℃,待肛温升到34℃,患者呼吸和心跳规则,停止加温。如患者意识存在,可给予温热饮料或少量酒,静脉滴注加温10%葡萄糖溶液,有助于改善循环。

(2)中心复温法　低体温严重者,除体表复温外,也可采用中心复温法,如采用加温加湿给氧、加温静脉输液(43℃)等方法。有条件可采用体外循环血液加温和腹膜透析。

4.密切观察　密切观察血压、心率(律)、脉搏、呼吸、意识和尿液的变化。观察有无咳痰,痰的颜色、性质,听诊肺部啰音及心率、心律情况。有条件者行CVP监测,将CVP、动脉压和尿量三者结合起来分析、指导输液治疗。

5.心理护理　消除患者的焦虑与恐惧心理,解释治疗措施及目的,使其能积极配合。对自杀淹溺的患者应尊重其隐私,注意引导他们正确对待人生、事业、他人等,提高其心理承受能力。

第四节　电击伤

电击伤(electrical injury)俗称触电,是指一定量的电流通过人体引起全身或局部的组织损伤和功能障碍,甚至发生呼吸、心搏骤停。电击伤可以分为超高压电击伤或雷击、高压电击伤和低压电击伤3种类型。

一、病因

引起电击伤的原因有多种，主要是缺乏安全用电知识，安装和维修电器、电线不按规程操作，电线上挂吊衣物等。意外事故中电线折断落到人体，以及雷雨时树下躲雨或用铁柄伞而被闪电击中，都可引起电击伤。

二、创伤机制

人体作为导电体，在接触电流时，即成为电路中的一部分。电击通过产热和电化学作用引起人体器官生理功能障碍(如抽搐、心室颤动、呼吸中枢麻痹或呼吸停止等)和组织损伤。电击伤对人体的危害与接触电压高低、电流强弱、电流类型、频率高低、通电时间、接触部位、电流方向和所在环境的气象条件都有密切关系。

(一)电流类型特点

交流电能使肌肉持续抽搐，能“牵引住”接触者，使其脱离不开电流，因而危害性较直流电大。家用低频(50～60Hz)交流电较高频电流危险，人体对交流电的敏感性为直流电的3～4倍。小于250V的直流电很少引起人员死亡，而交流电在50V以上即可产生危险。同样500V以下的电流，交流电比直流电危险性大3倍。50～60Hz低压交流电最易产生致命性的心室颤动。

(二)电流强度

不同强度的交流电，可产生不同的生理效应。一般而论，通过人体的电流越强，对人体造成的损害越重，危险也越大。

(三)电压高低

电压越高,流经人体的电流量越大,机体受到的损害也越严重。低压电击伤伴心搏、呼吸停止的情况大多不能有效地复苏,没有到达医院,患者多数已经死亡。高电压电流易引起深部灼伤,而低电压则易导致接触肢体被"固定"于电路。电压在220V可造成心室颤动,1000V以上电流可使呼吸中枢麻痹而致死,220~1000V的致死原因两者兼有。

(四)电阻

在一定电压下,皮肤电阻越低,通过的电流越大,造成的损伤越大。人体不同组织的电阻不同,由大到小依次为骨、皮肤、脂肪、肌肉、血管和神经。皮肤电阻冬季干燥时高,出汗、潮湿时降低。电流在体内一般沿电阻小的组织前行,引起损伤。

(五)通电时间

电流对人体的损害程度与通电时间(接触电源时间)的长短有关。通电时间越长,机体造成的损害也越重。

(六)通电途径

电流通过人体的途径不同,对人体造成的伤害也不同。例如,电流从头顶或上肢流入体内、纵贯身体由下肢流出,或由一手进入,另一手流出,可致室颤或心搏骤停,危险性较大。如电流从一侧下肢进入,由另一侧下肢流出,则危险性较小。

三、病情评估及判断

(一)全身表现

触电后,轻者表现为痛性肌肉收缩、惊恐、面色苍白、四肢软弱、表情呆滞,呼吸及心跳加速,头痛、头晕、心悸等,皮肤灼伤处疼痛。高压电击时,常发生神志丧失,呼吸、心搏骤停。有些患者可转入"假死"状态:心跳、呼吸极其微弱或暂停,心电图可呈心室颤动状态,经积极治疗,一般可恢复。昏迷或呼吸、心搏骤停,如不及时复苏则会发生死亡。幸存者可有定向力丧失和痛病发作。心室颤动是低压电电击后常见的表现,也是伤者致死的主要原因。组织损伤区或体表烧伤处丢失大量液体时,可出现低血容量性休克。低血压、体液、电解质紊乱和严重的肌红蛋白尿可引起急性肾衰竭。电击时因肌肉剧烈收缩的机械暴力,可致关节脱位和骨折。有些严重电击伤患者当时症状虽不重,1 小时后却可突然恶化。临床上应特别重视伤者有多重损伤的可能性,包括强直性肌肉损伤、内脏器官损伤和体内外烧伤。

(二)局部表现

高压电引起电烧伤的典型特点:①烧伤面积不大,但可深达肌肉、血管、神经和骨骼,有"口小底大,外浅内深"的特征;②有一处进口和多处出口;③肌肉组织常呈夹心性状坏死;④电流可造成血管壁变性、坏死或血管栓塞,从而引起继发性出血或组织的继发性坏死。低压电引起的烧伤常见于电流进入点与流出点,伤口小,呈椭圆形或圆形,焦黄或灰白色,干燥,边缘整齐,与正常皮肤分界清楚,一般不损伤内脏。如有衣服点燃,可出现与触电部位无关的大面积烧伤。

(三)并发症和后遗症

部分电击伤患者可有短期精神异常、心律失常、肢体瘫痪、继发性出血或血供障碍、局部组织坏死并继发感染、弥散性血管内凝血、急性肾功能障碍、内脏破裂或穿孔、永久性失明或耳聋等。孕妇电击后常发生死胎、流产。大量组织的损伤和溶血可引起高钾血症。低血压、液体及电解质紊乱和严重的肌红蛋白尿可引起急性肾衰竭。肌肉强烈收缩和抽搐可使四肢关节脱位和骨折,脊柱旁肌肉强烈收缩甚至引起脊柱压缩性骨折。神经系统后遗症有失明、耳聋、周围神经病变、上升性或横断性脊髓病变和侧索硬化症,亦可发生肢体瘫或偏瘫。少数受高压电损伤患者可发生胃肠道功能紊乱、肠穿孔、胆囊局部坏死、胰腺灶性坏死、肝脏损害伴有凝血机制障碍、白内障和性格改变。

(四)辅助检查

心电图可见各种心律失常、急性心肌损伤变化、非特异性 ST－T 改变;X 线显示可有骨折;心肌生化标志物升高,血淀粉酶升高,血肌酐、尿素升高,高血钾出现肌红蛋白、血红蛋白尿,动脉血气分析有酸中毒、低氧血症等。

四、救治与护理

救护原则为迅速脱离电源,分秒必争地实施有效的心肺复苏及心电监护。

(一)现场救护

1. 迅速脱离电源　根据触电现场情况,采用最安全、最迅速的办法脱离电源。

(1)切断电源　拔除电源插头或拉开电源闸刀。

(2)挑开电线　应用绝缘物或干燥的木棒、竹竿、扁担等将电线挑开。

(3)拉开触电者　急救者可穿胶鞋,站在木凳上,用干燥的绳子、围巾或干衣服等拧成条状套在触电者身上拉开触电者。

(4)切断电线　如在野外或远离电源闸以及存在电磁场效应的触电现场,施救者不能接近触电者,不便将电线挑开时,可用干燥绝缘的木柄刀、斧或锄头等物将电线斩断,中断电流,并妥善处理残端。

在使触电者脱离电源的抢救过程中,应注意避免给触电者造成其他伤害。如人在高处触电时,应采取适当的安全措施,防止脱离电源后从高处坠下骨折或死亡。并确保救助者自身安全,严格保证救助者与触电者的绝缘,并在脚下垫放干燥的木块、厚塑料块等绝缘物品,使自己与地面绝缘。

2. 防止感染　保护好烧伤创面,防止感染。

3. 轻型触电者　就地观察及休息1~2h,以减轻心脏负荷,促进恢复。

4. 重型触电者　对心搏骤停或呼吸停止者,应立即行心肺复苏术,不能轻易终止复苏。

(二)医院内救护

1. 维持有效呼吸　呼吸停止者应立即气管插管,给予呼吸机辅助通气。

2. 纠正心律失常　电击伤常引起心肌损害和发生心律失常。最严重的心律失常是心室颤动。心室颤动者应尽早给予除颤。

3. 补液　低血容量性休克和组织严重电烧伤的患者，应迅速予以静脉补液，补液量较同等面积烧伤者要多。

4. 创面处理　局部电烧伤与烧伤创面的处理相同。积极清除电击烧伤创面的坏死组织，有助于预防感染和创面污染。由于深部组织的损伤、坏死，伤口常需开放治疗。

5. 筋膜松解术和截肢　肢体受高压电热灼伤，大块软组织灼伤引起的局部水肿和小血管内血栓形成，可使电热灼伤远端肢体发生缺血性坏死。因而有时需要进行筋膜松解术，减轻灼伤部位周围压力，改善肢体远端血液循环。严重时可能需要截肢处理。

6. 其他对症处理　抗休克，预防感染，纠正水和电解质紊乱，防治脑水肿、急性肾衰竭、应激性溃疡等。

（三）护理措施

1. 即刻护理措施　心搏骤停或呼吸停止者按心肺复苏指南的流程进行复苏，应尽早尽快建立人工气道和机械通气，充分供氧，配合医生做好抢救。

2. 用药护理　尽快建立静脉通路，按医嘱给予输液，恢复循环容量。应用抗生素预防和控制电击伤损害深部组织后所造成的厌氧菌感染，注射破伤风抗毒素预防破伤风发生。

3. 合并伤的护理　因触电后弹离电源或自高空跌下，常伴有颅脑伤、气胸、血胸、内脏破裂、四肢与骨盆骨折等，应注意患者有无其他合并伤存在。搬运患者过程中应注意有无头、颈部损伤和其他严重创伤,颈部损伤者要给予颈托保护,可疑脊柱骨折患者应注意保护脊柱,使用硬板床。

4. 严密观察病情变化　①定时监测生命体征:测量呼吸、脉搏、血压及体温,注意判断有无呼吸抑制及窒息发生;注意患者神志变化,对清醒患者应给予心理安慰,消除其恐惧心理。②心律失常的监测:动态观察心电图变化,做好心电监护,及时发现心律失常。③心肌损伤的监测:根据心肌酶学检查、肌钙蛋白测定来评估有无心肌损伤,尤其肌钙蛋白Ⅰ对心肌损伤有极高的特异性和敏感性。若明确,应按医嘱给予高浓度吸氧、降低心肌氧耗、控制输液的速度和输液量、应用心肌保护和营养类药物等。④肾功能监测:观察尿的颜色和量的变化,准确记录尿量。

5. 加强基础护理　护理病情严重者注意口腔护理、皮肤护理,预防口腔炎和压疮的发生。保持患者局部伤口敷料的清洁、干燥,防止脱落。

第五节　中　暑

中暑是指高温或烈日暴晒下,以体温调节中枢发生障碍、汗腺功能衰竭及水、电解质代谢紊乱为特征的一组临床综合征,是一种威胁生命的急症,可因中枢神经系统和循环功能障碍导致死亡、永久性脑损害或肾衰竭。

一、病因

1. 机体产热增加　在高温或在强热辐射下从事长时间

劳动，机体产热增加，容易发生热蓄积，如果没有足够的防暑降温措施，就容易发生中暑。

2. 机体散热减少 在湿度较高和通风不良的环境下从事重体力劳动也可发生中暑。

3. 机体热适应能力下降 热负荷增加时，机体会产生应激反应，通过神经内分泌的各种反射调节来适应环境变化，维持正常的生命活动，当机体这种调节能力下降时，对热的适应能力下降，机体容易发生代谢紊乱而发生中暑。

中暑发生与3个环境因素密切相关：高温、高湿、无风环境。中暑的气象阈值：日平均气温>30℃或相对湿度>73%。当气温和湿度条件同时存在时，中暑发生率明显增加；日最高气温≥37℃时，中暑人数急剧增加。中暑的常见诱因包括年老、体弱、营养不良、疲劳、肥胖、饮酒、饥饿、失水、失盐、最近有过发热、穿紧身不透气衣裤、水土不服、甲状腺功能亢进、糖尿病、帕金森病、心血管病、广泛皮肤损害、先天性汗腺缺乏症、应用阿托品等。热指数是应用温度和湿度运算得出的数值，和热射病的发病率呈正相关性。当热指数>41，热射病发病率增高；当热指数>54，极易发生热射病。

二、发病机制

正常人体在下丘脑体温调节中枢的控制下，体内产热与散热处于动态平衡，体温维持在37℃左右。当环境温度在35℃以下时，通过辐射、传导与对流途径散发的热量约占人体总散热量的70%。当空气干燥、气温超过35℃时，蒸发散热几乎成为机体最重要也是唯一的散热方式。当机体产热大于散热或散热受阻，则体内就有过量热蓄积，产生高热，引起组织损害和器官功能障碍。

当外界环境温度增高时，机体大量出汗，引起失水、失盐。当机体以失盐为主或仅补充大量水而补盐不足造成低钠、低氯血症，导致肌肉痉挛，发生热痉挛；大量液体丧失会导致失水、血液浓缩、血容量不足，若同时发生血管舒缩功能障碍，则易发生外周循环衰竭，导致热衰竭。当外界环境增高，机体散热绝对或相对不足，汗腺疲劳，引起体温调节中枢功能障碍，致体温急剧增高，产生严重的生理和生化异常而发生热射病。实验证明，体温达42℃以上可使蛋白质变性，体温超过50℃数分钟细胞即死亡。

三、病情评估及判断

(一)病情评估

根据临床表现的轻重程度常将中暑分为：先兆中暑、轻症中暑和重症中暑，其中重症中暑又分为热痉挛、热衰竭和热射病3种类型。

1. 先兆中暑　在高温环境下工作一段时间后，出现大汗、口渴、头晕、头痛、注意力不集中、眼花、耳鸣、胸闷、心悸、恶心、四肢无力、体温正常或略升高，不超过38℃。如及时将患者转移到阴凉通风处安静休息，补充水、盐，短时间即可恢复。

2. 轻症中暑　除上述先兆中暑症状加重外，体温至38℃以上，出现面色潮红，大量出汗，皮肤灼热等表现；或出现面色苍白、皮肤四肢湿冷、血压下降、脉搏增快等虚脱表现。如进行及时有效的处理，可于数小时内恢复。

3. 重症中暑 包括热痉挛、热衰竭和热射病3种类型。

(1)热痉挛 是一种短暂、间歇发作的肌肉痉挛，可能与钠盐丢失相关。热痉挛常发生于初次进入高温环境工作，或运动量过大时，大量出汗且仅补水者。多发生在四肢肌肉、咀嚼肌、腹直肌，最常见于腓肠肌，也可发生于肠道平滑肌，无明显体温升高。热痉挛也可为热射病早期表现。

(2)热衰竭 指热应激后以血容量不足为特征的一组临床综合征。在严重热应激时，由于体液和体钠丢失过多、补充不足所致。表现为多汗、疲乏、无力、眩晕、恶心、呕吐、头痛等。可有明显脱水征，如心动过速、直立性低血压或晕厥。可出现呼吸增快、肌痉挛。体温可轻度升高，无明显中枢神经系统损害表现。热衰竭如得不到及时治疗，可发展为热射病。

(3)热射病 又称中暑高热，属于高温综合征，是一种致命性急症。典型的临床表现为高热(直肠温度≥41℃)、无汗和神志障碍。发病原因不同，临床表现也有所不同。临床上根据发病时患者所处的状态和发病机制分为劳力型热射病和经典型热射病。经典型热射病常发生在小孩、老年人和有基础疾病的人群，一般为逐渐起病。前驱症状不易发现，1~2天后症状加重，出现神志模糊、谵妄、昏迷等，或有大小便失禁，体温高，可达40℃~42℃，可有心、肾衰竭等表现。劳力型热射病多发生于平素健康的年轻人，在高温、高湿环境下进行剧烈体育运动或从事重体力劳动一段时间后忽感全身不适，发热、头痛、头晕、反应迟钝，或忽然晕倒、神志不清，伴恶心、呕吐、呼吸急促等，继而体温迅速升高达40℃以上，出现谵妄、嗜睡和昏迷。皮肤干热，而面色潮红或苍白，开始大汗、冷汗，继而无汗，心动过速，休克等。劳力型热射病在热射病的基础上伴有严重的横纹肌溶解，故急性肾衰竭、急性肝损害、DIC 出现早，在发病后十几小时甚至几小时即可出现，病情恶化快，病死率极高。热射病是中暑最严重的类型，其病死率与温度的上升相关。

（二）辅助检查

中暑时，应紧急行血生化检查、动脉血气分析及尿常规检查。血尿素氮、血肌酐可升高。发病早期因脱水而血液浓缩，可出现血红蛋白升高，血细胞比容增加。白细胞、中性粒细胞增高，其增高的程度与中暑的严重程度相关。血清电解质检查可有高钾、低钠、低氨血症。尿常规可有不同程度的蛋白尿、血尿、管型尿改变。应尽早发现器官出现严重功能障碍的证据。严重病例常出现肝、肾、胰和横纹肌损害的实验室改变。有凝血功能异常时，应考虑 DIC。尿液分析有助于发现横纹肌溶解和急性肾衰竭。

四、救治与护理

中暑患者的急救原则为尽快脱离高温环境、迅速降温和保护重要脏器功能。

（一）现场救护

1. 脱离高温环境，迅速将患者转移到通风良好的阴凉处或20℃～25℃房间内平卧休息，帮助患者松解或脱去外衣。

2. 轻症患者降温可反复用冷水擦拭全身，直至体温低于38℃；可应用扇子、电风扇或空调帮助降温。口服含盐清凉饮料或淡盐水。降温以患者感到凉爽舒适为宜。对有循环功能紊乱者，可经静脉补充5%葡萄糖盐水，但滴注速度不能太快，并加强观察，直至恢复。

一般先兆中暑和轻症中暑的患者经现场救护后均可恢复正常，但对疑为重症中暑者，应立即转送医院。后送指征：①体温 >40℃；②行降温措施（抬到阴凉地方、洒水、扇风等持续15min）后体温仍 >40℃；③意识障碍无改善；④缺乏必要的救治条件。

（二）医院内救护

1. 热痉挛　轻症者可口服补盐溶液，脱水者应静脉输注生理盐水。

2. 热衰竭　①迅速降温；②当血容量严重减少、电解质紊乱时需静脉输液。如果血压随体位波动，应继续补充生理盐水直到血流动力学稳定。其余失液量可在48h内缓慢补充，过快纠正高钠血症可引起严重的水中毒，发生脑水肿，导致意识障碍或癫痫发作。

3. 热射病　早期有效治疗是决定预后的关键。有效治疗的关键点：一是迅速降低核心温度；二是血液净化；三是防治DIC。具体救治措施为"九早一禁"，即早降温、早扩容、早血液净化、早镇静、早气管插管、早纠正凝血功能紊乱、早抗感染、早肠内营养、早免疫调理，在凝血功能紊乱期禁止手术。

（1）降温　快速降温是治疗的首要措施，病死率与体温过高及持续时间密切相关。如果降温延迟，死亡率明显增加。当患者脱离高温环境后立即开始降温，并持续监测体温。降温目标：使核心体温在10～40min迅速降至39℃以下,3h 降至 38.5℃以下。

(2)循环监测与液体复苏　连续监测血压、心律、呼吸频率、脉搏、血氧饱和度、血气、每小时尿量及尿液颜色,必要时监测 CVP。液体复苏包括:①首选晶体液,输液速度控制在使尿量保持 200 ~ 300ml/h。②在尿量充足的情况下,第一个 24 小时输液总量可达 6 ~ 10L,动态监测血压、脉搏和尿量,调整输液速度。③利尿:早期充分补液扩容后,如尿量仍不达标,可给予呋塞米 10 ~ 20mg 静脉推注,之后可根据尿量追加剂量。同时注意监测电解质,及时补钾。④碱化尿液:补充碳酸氢钠使尿 pH >6.5。

(3)血液净化　具备以下一条可考虑行持续床旁血滤,如有以下两条或两条以上者应立即行血滤治疗:①一般物理降温方法无效且体温持续高于 40℃ >2h;②血钾 >6.5mmol/L;③CK >5000U/L 或上升速度超过 1 倍/12h;④少尿、无尿,或难以控制的容量超负荷;⑤Cr 每日递增值 >44.2μmol/L;⑥难以纠正的电解质和酸碱平衡紊乱;⑦血流动力学不稳定;⑧严重感染、脓毒血症;⑨合并多脏器损伤或出现 MODS。如其他器官均恢复正常,仅肾功能不能恢复的患者,可行血液透析或腹膜透析维持治疗。

(4)其他　保持呼吸道通畅,给予吸氧,昏迷或呼吸衰竭者及时行气管插管,用人工呼吸机辅助通气。适当应用抗生素预防感染,控制心律失常。出现躁动、抽搐者,给予镇静药。纠正凝血功能紊乱。

下 篇
常用急救技术

第五章　急救护理

第六章　急救基础技术

第七章　急救专科技术

第五章　急救护理

第一节　急救原则与护理评估

一、急救原则

（一）院内急救

急诊患者病情往往来势凶猛，变化迅速，对于急诊就诊患者的处置，时间就是生命，一切应以“急”为中心，迅速稳定患者体征，为患者及时获得后续的专科诊疗服务提供支持和保障。

（二）院前急救

对于院外环境中各种危及生命的急症、创伤、中毒、灾害事故等伤病者的急救，应根据现场条件和伤、病情采取不同的救护措施。在事发现场，掌握急救原则并对伤病员情况快速评估并做出基本判断，从而采取恰当的急救医疗措施，是急救中非常重要的环节。需要掌握以下基本原则。

1. 保持镇定，沉着大胆，细心负责，进行科学理智的判断。

2. 迅速了解事发现场情况，建立整体意识，重点、全面了解病情，避免遗漏。确保自身和伤病员的安全，佩戴好个人防护用品，只有确保自身安全才能有效救治伤病员，避免二次损伤。

3. 分轻重缓急，先救命，后治伤。优先解除危及伤病员生命的情况，使伤、病情得到初步控制。重点判断是否有意识、呼吸、脉搏等生命体征，若呼吸、心脏骤停，立即进行心肺复苏。

4. 检查伤、病情，快速、有效止血。优先包扎头部、胸部、腹部伤口以保护内脏，然后包扎四肢伤口。先固定颈部，然后固定四肢。

5. 操作迅速、平稳，防止损伤加重。减少死亡率，减轻和避免残疾。

6. 及时评估、监测记录及医疗交接、转运。

二、护理评估

急诊护理评估，亦称急诊患者评估，是常规收集急诊患者主观和客观信息的过程。急诊护理最初评估分为初级评估和次级评估两个阶段。

（一）初级评估

在实施初级评估前，应首先评估环境危险因素。若为院内急诊环境，应保证已执行医院相关安全规定和制度，针对血液和体液暴露实施标准预防措施，有意识规避因离开分诊区所带来的风险。基本原则为分诊台始终有人守候，辅助人员处于随时可调动并提供帮助的状态。此外，设备作为环境安全的一部分，急诊护士应确保基础生命支持设备的可获得性并处于正常备用状态。若为院外环境，应首先对现场进行评估，观察、判断是否具有潜在危险因素，确保第一目击抢救者和到达现场救护人员的人身安全，并避免周围人群受到伤害。

初级评估的目的是快速识别有生命危险需要立即抢救的患者，评估内容包括：气道及颈椎、呼吸功能、循环功能、神志状况和暴露患者，可简单记忆为ABCDE。

1. 气道及颈椎　检查患者能否说话、发音是否正常以及发音与年龄是否相符，判断气道是否通畅。观察有无可能造成气道阻塞的原因，例如舌后坠、松脱牙齿/口腔内异物、呕吐物/分泌物、出血块、口唇或咽喉部肿胀等。如果伤病员正在哭喊，则此时呼吸道应畅通。如果伤病员不清醒，须用仰头抬颌或托下颌法使呼吸道畅通。如果呼吸道被堵，可用海姆立克急救法或胸部挤压的方法排除异物，必须保持呼吸道通畅。打开气道以前必须先确认颈椎有无损伤，以确定采取的方法。

2. 呼吸功能　检查患者是否有自主呼吸、呼吸是否正常、胸廓有无起伏、两侧胸廓起伏是否对称。应确保伤病员呼吸道畅通，呼吸平稳。如果伤员停止呼吸或仅有喘息，必须立即给予辅助呼吸，或进行气管插管。呼吸困难者，给予吸氧、球囊-面罩通气。辅助呼吸时，注意有无张力性气胸，如存在张力性气胸应及时予以处理，紧急时可针刺减压。有开放性气胸时，可使用无菌无孔辅料封闭胸部伤口。

3. 循环功能　检查有无脉搏、脉搏是否正常、每分钟脉搏次数、脉搏强弱、节律、外出血情况、毛细血管充盈时间、皮肤颜色和湿度以及温度，判断循环功能情况。如果没有脉搏，立即进行心肺复苏，包括基础生命支持及高级心血管生命支持。如果脉搏过快或过慢、休克，应查找原因，及时给予对症治疗，如止血、输液、输血、药物治疗。

4. 神志状况　观察伤病员是否清醒，能否做出反应。一个清醒有反应的人能对外界刺激做出正确的回应，若伤病员没有反应，应轻拍双肩或者大声对其喊叫，以准确评估患者神志状况。对于不清醒的患者，应保持呼吸道通畅，维持呼吸功能。对于情绪不稳定的伤病员，应注意患者、自身及周围人的安全。

5. 暴露患者/环境控制　评估时应充分暴露患者，移除患者衣物，以准确评估和识别任何潜在的疾病或损伤。注意保暖及保护患者隐私。

（二）次级评估

经过初级评估后，若患者初步情况稳定，没有生命危险，应该进行次级评估。次级评估的目的是识别疾病与损伤的指征，评估内容包括：问诊、测量生命体征和重点评估。这些评估可同时进行，在 3 ~ 5min 完成分诊级别的确定。

1. 问诊　问诊主要针对院内急诊科室实施，其主要目的是了解患者就诊的原因。问诊时应尽量使用开放式的问题，若患者答非所问，则需用引导性的问题进行提问，缩小范围，有效控制时间。若为创伤患者，应询问受伤过程，以评估直接、间接和相关伤势。

2. 生命体征　包括体温、脉搏、呼吸、血压和血氧饱和度，是反映患者当前生理状况的重要指标。生命体征的测量可在次级评估之前进行，尤其是同时救治危重或受伤患者的时候。

（1）体温　所有急诊患者均应测量体温，因为有时体温异常可能是患病的唯一线索。

(2)脉搏 注意评估脉搏次数、强弱、是否规律、心律和脉率的差异等。有助于对患者的血流动力学进行评估。一般情况下用仪器测定,但必要时需触诊。对于儿童,需要配备相应的儿科专用配件。正常情况下,成人心率在60~100/min,婴儿为100~160/min,2~4岁儿童在80~130/min,4~10岁儿童在70~100/min。分析心率时还需考虑患者本身情况、既往史、治疗情况等。

(3)呼吸 对主诉呼吸系统问题,应该评估呼吸次数、节律、深度、对称程度、辅助呼吸机的应用等。成人正常的呼吸频率为12~20/min,婴儿为15~45/min,幼儿为15~35/min。呼吸频率不仅用于判断呼吸困难程度,也反映了呼吸代偿的程度。

(4)血压 血压是血液在血管内流动时,对血管壁的侧压力。一般所说的血压指动脉血压。在心动周期中,动脉血压会随着心室的收缩和舒张而发生规律性的变化。若患者为出血、休克、创伤或药物中毒等,有必要测量双侧上肢血压,计算脉压、休克指数。为获得准确数据,应在测量前让患者休息10min,选择大小适合的袖带,将袖带戴在肘上2cm处,使手臂与心脏持平测量。如果脉压降低,说明心排血量降低,周围血管阻力代偿性增高,而休克指数>0.9可能意味着休克。

(5)血氧饱和度 脉搏、血氧饱和度测量有助于评估呼吸或血流动力学受损、意识改变、严重疾病或损伤等,有助于判断疾病的严重程度或治疗的有效性。正常情况下血氧饱和度应在95%以上,当伤病员存在肢端血管收缩、贫血、外周灌注不佳等会影响此项指标的判断。

3. *重点评估* 重点评估的内容是采集病史和“从头到足”的系统检查，包括对患者精神状态、头部、颌面部、心脏、胸部、腹部、泌尿生殖系统、骨骼与肌肉等的检查评估，并且评估过程中应结合患者主诉和生命体征与检查所见，必要时应用其他检查结果进行综合分析和判断。当病情变化或有疑问时应重新评估和分诊。

第二节　急诊分诊

医院急诊科是救治急危重症患者的重要场所，急诊的特点是来诊人数没有计划性，患者的病情没有预见性。当同一时间内几名乃至几十名不同急症患者同时到急诊科就诊，而急诊科又处于“拥挤”或“过度拥挤”状态时，急诊科有限的医疗资源（人力、物力和时间等）与患者就医供需之间就将处于失衡状态，出现急诊就诊顺序或“等候”的问题。随着急诊医学的发展，急诊分诊制度应运而生。

一、概述

急诊预检分诊是急诊就诊的首要环节。为保证病情危急、需要立即抢救的危重症患者能够获得及时有效的救治，同时使等待治疗患者的需求得到关注，需要由有经验的急诊科护士根据分诊原则及程序，迅速对所有来诊患者按疾病危险程度进行分诊，对可能有生命危险的患者立即实施抢救。急诊分诊直接关系到急诊服务的质量、急诊患者的救治速度及患者与家属对医院服务的满意程度。

（一）急诊分诊概念

急诊分诊是指急诊患者到达急诊科后，由分诊护士快速、准确地评估其病情严重程度，判断分诊级别，根据不同等级安排就诊先后顺序及就诊区域，科学合理地分配急诊医疗资源的过程。从临床狭义的角度上看，急诊分诊是急诊护士根据患者的主诉及主要症状与体征，对疾病的轻重缓急及隶属专科进行初步判断，安排救治顺序与分配专科就诊的一项技术。从广义上说，急诊分诊是在综合各种因素的基础之上，最大限度地合理利用医疗资源，使最大数量的患者获得及时有效救治的决策过程。安全有效的急诊预检分诊可准确识别急危重症患者，确保患者安全，提高急诊运行效率。

（二）急诊分诊作用

规范、完善的急诊分诊处设置能够最大限度地发挥预检分诊的作用，主要体现在：

1. *安排就诊顺序*　分诊可帮助护士在急诊科快速识别需要立即救治的患者。简单而言，急诊分诊就是分辨“重病”和“轻病”的就诊者，优先使病情严重的患者能够获得及时的治疗，保证患者的安全，提高工作效率。当资源严重短缺时，如灾害急救，分诊（现场检伤分类）根据国际标准，使用黑红黄绿统一标记快速地进行检伤分类，决定是否给予优先救治和转运，以便救治更多的伤员。

2. *患者信息登记*　登记的内容包括患者的基本信息，如姓名、年龄、住址、联系电话、医疗保险情况等，以及患者医疗信息，包括到达急诊的时间、生命体征、意识状态等。

3. 紧急处置　这里的“处置”指的是两种情况：一是指急诊分诊护士对患者初步评估后，发现病情危重、危及生命而采取的必要的初步急救措施；二是指患者病情暂无生命危险但对随后的治疗有帮助的简单处置，如外伤出血部位给予无菌纱布覆盖、压迫止血等。急诊分诊护士亦可根据所在医疗机构的规定或分诊预案启动实验室、X 线以及心电图描记检查，缩短患者急诊就诊的等待时间。

4. 建立公共关系　急诊分诊护士通过快速、准确、有效的分诊，使危重患者的医疗需求立即得到关注，并通过健康教育或适时地安慰，与急诊科其他人员有效沟通，迅速与患者建立和谐的护患关系，增加患者的满意度。

5. 统计资料收集与分析　应用计算机预检分诊系统对急诊患者的信息进行录入、保存，通过对信息的整理、统计和分析，为急诊科管理、科研和教学提供基础数据和决策依据。

（三）急诊分诊流程

分诊程序应简洁而清晰，当患者就诊时，急诊分诊护士应立即启动分诊程序，一般要求在 3 ~ 5min 完成。如果是救护车或其他交通工具转运的患者，急诊分诊护士需要到门口协助转入。在传染病或特殊疾病流行期间，还应先为患者做必要的筛查，或指引发热患者至发热门诊就诊，根据卫生行政部门具体规定，安排疑似或传染病患者到隔离区域候诊或转诊，减少传染的机会。

急诊分诊程序包括:分诊问诊、测量生命体征、身体评估、分诊分流、分诊护理和分诊记录。

1. 分诊问诊　问诊的重点应简短且有针对性,既能让患者及其家属感受到护理人员的专业,又能借此减轻患者及其家属的焦虑。“主诉”是患者到急诊就诊的主要原因。急诊分诊护士应该将患者的主诉不加更改地记录于护理记录中,并采用系统的方法进行询问,以免漏掉有诊疗意义的信息。意识不清的患者可由患者的家属、朋友、警察、救护人员或协助转送人员提供有关资料,以便做出正确的判断。可应用以下模式进行问诊:

(1) OLDCART　OLDCART 为英文单词首字母组成的缩写,用于评估各种不适症状。其中 O(onset):是发病时间,即何时感到不适;L(location):部位,即哪儿感到不适;D(duration):持续时间,即不适多长时间了;C(characteristic):不适特点,即怎样不适;A(aggravating factor):加重因素,即是什么引起不适;R(relieving factor):缓解因素,即有什么可舒缓不适;T(treatment prior):来诊前治疗,即有没有服过药/接受过治疗。

(2) PQRST　PQRST 也是五个英文单词首字母组成的缩写,主要用于疼痛评估。其中 P(provoke):诱因,即疼痛发生的诱因及加重与缓解的因素;Q(quality):性质,即疼痛的性质,如绞痛、钝痛、针刺样痛、刀割样痛、烧灼样痛等;R(radiation):放射,有无放射,放射部位;S(severity):程度,疼痛的程度如何,可应用疼痛评估工具(如 0 ~ 10 数字评分法)进行评估;T(time):时间,疼痛开始持续终止的时间。

急诊分诊护士亦可运用眼、耳、鼻、手等感官配合快速收集患者的客观资料。

2. 测量生命体征　问诊时测量生命体征等基本资料，包括血压、脉搏、体温、呼吸、血氧饱和度等，根据不同的情况可增加格拉斯哥昏迷指数评分、疼痛评分、跌倒风险评估等。

3. 身体评估　通常与问诊或测生命体征同时进行，包括观察患者的外表、皮肤的颜色及温度、步态、行为、语言，如是否有面色苍白、坐立不安、皱眉等。接触患者身体时是否有不适发生。身体评估的原则是快速熟练并有明确目的。

4. 分诊分流　根据患者的主观和客观的信息，进行分诊分级（详见急诊预检分诊分级标准）和分科。按照分诊分类结果，安排患者就诊或候诊。

5. 分诊护理　在日常工作中，分诊之后应引导一般急诊患者到相关科室就诊，按患者所需给予适当的处理和帮助。当患者病情变化或有需要时，再次进行评估。病情复杂难以确定科别者，按首诊负责制处理。危重患者应由急诊分诊护士先送入抢救室进行抢救，之后再办理就诊手续。任何需要紧急处理的危重患者，急诊分诊护士都必须及时通知医生和责任护士，将患者亲自送入抢救室，由责任护士酌情予以急救处理，如心肺复苏术、吸氧、心电监护、建立静脉通道等。

大部分患者，经初步和再次评估后，可确定分诊级别。只有少部分患者因表达不清，或是病情表现不明显，需经重点和进一步评估后才可分级。

在分诊过程中，除按常规分诊程序进行分诊之外，还应注意以下几点：①在初次评估中，全面评估患者的整体情况，如出现气道、呼吸、脉搏不稳定、意识不清，须立刻送往抢救室抢救，实行先抢救后补办手续的原则。②不是每一名患者都必须经过分诊处，才可进入抢救室。如严重创伤或生命危在旦夕，可不经过分诊处，直接送入抢救室。③提高分诊符合率，定期评价急诊分诊系统，合理利用急诊科资源。分诊过度，特别是分诊为Ⅱ、Ⅲ级时，可能增加急诊医生与护士在单位时间内的急诊工作量，而使真正需要快速救治的患者等候过久；分诊不足，可能使重症患者因等待过久而延误治疗。因此，定期评价急诊分诊系统和对急诊分诊护士进行考核与培训非常重要。④如有分诊异议，应按首诊负责制处理，即首诊医生先看再转诊或会诊，急诊分诊护士应做好会诊、专科协调工作。⑤遇成批伤员时，应立即报告上级及有关部门，同时按所在医疗单位规定，启动应急预案，进行快速检伤、分类、分流处理。多发伤员涉及两个专科以上的，如果需要专科救治，应该安排最重的专科会诊。⑥遇患有或疑似传染病患者，应按规定将其安排到隔离室就诊。⑦遇身份不明的患者，应先予以分诊处理，同时按所在医疗单位规定进行登记、报告，并做好保护工作。神志不清者，应由两名以上工作人员清点其随身所带的钱物，联系安保人员，签名后上交负责部门保存，待患者清醒或家属到来后归还。

二、急诊预检分诊分级标准

急诊预检分诊的分级标准是根据患者病情急危重程度而制定的等级标准，此标准共分 4 级，级别的确定依据客观指标，联合人工评级指标共同确定疾病的急危重程度，每级均设定相应的响应时限和分级预警标识（颜色）。响应时限是指急诊患者可等待的医疗处置时间，即患者从分诊评估结束到医生接诊前的最长等候时间。

（一）预检分诊级别

本标准按病情危急程度分为四级，每位患者的分诊级别不是固定不变的，分诊人员需要密切观察患者的病情变化，尽早发现影响临床结局的指标，并有权限及时调整患者的分诊级别和相应的诊疗流程。

Ⅰ级为急危患者，需要立即得到救治。急危患者是指正在或即将发生生命威胁或病情恶化，需要立即进行积极干预。

Ⅱ级为急重患者，往往评估与救治同时进行。急重患者是指病情危重或迅速恶化，如不能进行即刻治疗则危及生命或造成严重的器官功能衰竭，或短时间内进行治疗可对预后产生重大影响。

Ⅲ级为急症患者，需要在短时间内得到救治。急症患者存在潜在的生命威胁，如短时间内不进行干预，病情可能进展至威胁生命或产生十分不利的结局。

Ⅳ级为亚急症或非急症患者。亚急症患者存在潜在的严重性，此级别患者到达急诊一段时间内如未给予治疗,患者情况可能会恶化或出现不利的结局,或症状加重及持续时间延长;非急症患者具有慢性或非常轻微的症状,即便等待较长时间再进行治疗也不会对结局产生大的影响(表5-1)。

表5-1　急诊预检分诊分级标准

级别	患者特征	级别描述	指标维度		响应程序	标识颜色
			客观评估指标	人工评定指标		
Ⅰ级	急危	正在或即将发生的生命威胁或病情恶化,需要立即进行积极干预	心率>180/min或<40/min 收缩压<70mmHg/急性血压降低,较平素血压低30~60mmHg SpO_2<80%且呼吸急促(经吸氧不能改善,既往无COPD病史) 腋温>41℃ POCT指标 血糖<3.33mmol/L 血钾>7.0mmol/L	心搏/呼吸停止或节律不稳定气道不能维持 休克 明确心肌梗死 急性意识障碍/无反应或仅有疼痛刺激反应(GCS<9) 癫痫持续状态 复合伤(需要快速团队应对) 急性药物过量 严重的精神行为异常,正在进行的自伤或他伤行为,需立即药物控制者 严重休克的儿童/婴儿 小儿惊厥等	立即进行评估和救治,安排患者进入复苏区	红色

续表

级别	患者特征	级别描述	指标维度		响应程序	标识颜色
			客观评估指标	人工评定指标		
Ⅱ级	急重	病情危重或迅速恶化，如短时间内不能进行治疗则危及生命或造成严重的器官功能衰竭；或者短时间内进行治疗可对预后产生重大影响，比如溶栓、解毒等	心率：150～180/min或40～50/min 收缩压：>200mmHg或70～80mmHg SpO_2：80%～90%且呼吸急促（经吸氧不能改善） 发热伴粒细胞减少 POCT指标 ECG提示急性心肌梗死	气道风险：严重呼吸困难/气道不能保护 循环障碍，皮肤湿、冷、花斑，灌注差/怀疑脓毒症 昏睡（强烈刺激下有防御反应） 急性脑卒中 类似心脏因素的胸痛 不明原因的严重疼痛伴大汗（脐以上） 胸腹疼痛，已有证据表明或高度怀疑以下疾病：急性心肌梗死、急性肺栓塞、主动脉夹层、主动脉瘤、急性心肌炎/心包炎、心包积液、异位妊娠、消化道穿孔、睾丸扭转 所有原因所致严重疼痛（7～10分） 活动性或严重失血 严重的局部创伤－大的骨折、截肢 过量接触或摄入药物、毒物、化学物质、放射物质等 严重的精神行为异常（暴力或攻击），直接威胁自身或他人，需要被约束	立即监护生命体征，10min内得到救治，安排患者进入抢救区	橙色

续表

级别	患者特征	级别描述	指标维度		响应程序	标识颜色
			客观评估指标	人工评定指标		
Ⅲ级	急症	存在潜在的生命威胁,如短时间内不进行干预,病情可进展至威胁生命或产生十分不利的结局	心率:100~150/min或50~55/min 收缩压180~200mmHg或80~90mmHg SpO_2:90%~94%且呼吸急促(经吸氧不能改善)	急性哮喘,但血压、脉搏稳定 嗜睡(可唤醒,无刺激情况下转入睡眠) 间断癫痫发作 中等程度的非心源性胸痛 中等程度或年龄>65岁无高危因素的腹痛 任何原因出现的中重度疼痛,需要止疼(4~6分) 任何原因导致的中度失血 头外伤 中等程度外伤,肢体感觉运动异常 持续呕吐/脱水 精神行为异常:有自残风险/急性精神错乱或思维混乱/焦虑/抑郁/潜在的攻击性 稳定的新生儿	优先诊治,安排患者在优先诊疗区候诊,30min内接诊;若候诊时间大于30min,需再次评估	黄色

续表

级别	患者特征	级别描述	指标维度		响应程序	标识颜色
			客观评估指标	人工评定指标		
Ⅳ级	亚急症	存在潜在的严重性，如患者一定时间内没有给予治疗，患者情况可能会恶化或出现不利的结局，以及症状将会加重或持续时间延长	生命体征平稳	吸入异物，无呼吸困难 吞咽困难，无呼吸困难 呕吐或腹泻，无脱水 中等程度疼痛，有一些危险特征 无肋骨疼痛或呼吸困难的胸部损伤 非特异性轻度腹痛 轻微出血 轻微头部损伤，无意识丧失 小的肢体创伤，生命体征正常，轻中度疼痛 关节热胀，轻度肿痛 精神行为异常，但对自身或他人无直接威胁	顺序就诊，60min内得到接诊；若候诊时间大于60min，需再次评估	绿色
	非急症	慢性或非常轻微的症状，即便等待一段时间再进行治疗也不会对结局产生大的影响	生命体征平稳	病情稳定，症状轻微 低危病史且目前无症状或症状轻微 无危险特征的微疼痛 微小伤口－不需要缝合的小的擦伤、裂伤 熟悉的有慢性症状患者 轻微的精神行为异常 稳定恢复期或无症状患者复诊/仅开药 仅开具医疗证明	顺序就诊，除非病情变化，否则候诊时间较长（2~4h）；若候诊时间大于4h，可再次评估	

（二）分级颜色

急诊预检分诊分级可以借助电子信息系统进行分诊管理和评估，可借助代表性颜色来识别分诊级别，起到警示作用。Ⅰ级予红色标识、Ⅱ级予橙色标识、Ⅲ级予黄色标识、Ⅳ级予绿色标识。

（三）响应时限与再评估机制

响应时限是基于急诊预检分诊原则及医院医疗环境资源而确定，本共识推荐各级别患者响应时限如下：Ⅰ级急危患者为即刻，Ⅱ级急重患者为 10min，Ⅲ级急症患者为 30min，Ⅳ级亚急症患者为 60min、非急症患者为 2～4h。各响应时限的设定应以“轻、重、缓、急”为指导，在保证医疗安全的前提下，根据本地区及医院医疗环境与资源做适当调整。

各级别患者应在规定的响应时限内被妥善接诊，如超过响应时限，应启动再评估机制。Ⅰ级和Ⅱ级患者要保障充足的医疗卫生资源，尽最大可能在响应时限内尽快完成评估，并与救治同时进行；Ⅲ级急症患者、Ⅳ级亚急症和非急症患者等候时间分别超过 30min、60min 和 2h 时，需重新进行评估与定级，保障就诊安全。

（四）急诊分级分区管理

医院急诊科区域设置应以病情需求为中心，分诊分级与病情分区相结合，充分考虑将患者分配到最适合其评估和治疗的区域，见表 5－2。Ⅰ级患者需要进入复苏区进行即刻抢救，Ⅱ级患者需要进入抢救区进行支持和救治，Ⅲ级患者需在优先诊疗区进行诊治，Ⅳ级患者在普通诊疗区顺序就诊。建议有条件的医院各级别患者的就诊通道和救治区域互不干扰，分区管理。

表5－2　急诊预检分诊分级分区管理

分诊级别	区域	功能作用
Ⅰ级患者	复苏区	立即予患者实施抢救，给予基础生命支持和高级生命支持
Ⅱ级患者	抢救区	10min内予患者提供紧急救治措施和能够影响患者临床结局的治疗措施
Ⅲ级患者	优先诊疗区	快速予患者需要医疗资源支持的相关措施，如吸氧、心电图、快速补液等，快速评估及处置危重患者的潜在危险
Ⅳ级患者	普通诊疗区	在合理应用医疗资源的基础上，按急诊患者就诊顺序依次予以诊疗措施

1. 复苏区　Ⅰ级患者进入复苏区抢救，该区域应配置急诊最大的优势资源，具备一切完备的抢救应急装备，建议有条件的医院设立在临近分诊台或距离急诊入口较近位置，为急诊急危重症患者的抢救和治疗争取时间。此级别患者到后需即刻应诊，评估与救治同时进行，亟须采取挽救生命的干预措施，待患者生命体征稳定或相对稳定后，转入抢救区或急诊重症监护病房（EICU）等区域进一步稳定、评估和处理。资源丰富及医疗条件允许的情况下，建议设立单独的复苏区，如无条件的医院需设置复苏单元。

2. 抢救区　Ⅱ级患者需要进入该区进行抢救、支持和诊疗，该区域同样应设置完备的抢救仪器及设施。建议医院根据自身急诊患者就诊数量及疾病特征设置配套数量的抢救床、监护设施及生命支持设备等。此级别患者应迅速急诊处理,医生和护士10min内应诊,通常该类患者的评估和救治也需同时进行。

3. 优先诊疗区　Ⅲ级患者在该区进行候诊,护士负责完善患者病情资料,初步进行有关的快速检验检查项目,如心电图、血糖等。此级别患者需在特定区域候诊,并安排优先就诊,响应时限不宜超过30min;如候诊时间超过30min,需再次评估与定级。

4. 普通诊疗区　Ⅳ级患者在该区候诊,并根据来诊时间顺序安排患者就诊,建议此级别患者的候诊时间不应超过最长响应时限,如超时同样需要重新评估与定级。亚急症患者候诊时间超过60min时需再次评估与定级,非急症患者候诊时间较长(2～4h或更长),建议每2小时进行再次评估与定级。特殊人群(如老年、孕妇、儿童、免疫缺陷者、有心肺基础疾病者、残疾人等)可适当安排提前就诊。

5. 急诊应急诊室　此诊室在一般情况下处于关闭状态,如遇紧急情况、突发事件或就诊量激增时,经急诊总值班综合调配后可启动急诊应急诊室,并安排相应资质的医生和护士进行接诊。如某级别就诊患者人数较多,大多数患者候诊时间超过响应时限,分诊护士可通知急诊总值班医生,经其综合考虑与协调后启动急诊应急诊室。

三、急诊分诊护士资质要求

在整个分诊过程中,急诊分诊护士通常是第一个接触患者和家属的医护人员,必须要有专业的医疗护理知识、敏锐的直觉和判断能力、丰富的工作经验、熟练的评估技巧以及良好的沟通能力,同时还需要对医院的行政体系有一定程度的了解,这样才能在最短的时间里正确分诊。急诊分诊护士要在3~5min完成急诊患者的基本评估,然后根据病情严重程度分级。分诊过程不是要收集足够的资料以确定患者的诊断,而是要确立正确的判断。当同时送入多名患者时,要有能力立刻决定优先处置对象。除此之外,急诊分诊护士有责任让各区域的人员工作顺畅。因此,急诊分诊工作是一项对专业素养要求高,并且工作量大、节奏快,具有一定压力而又责任重大的急诊专科护理工作。一般对急诊分诊护士基本要求如下:①接受急诊分诊系统的培训,具备3年以上的急诊工作经验,以确保急诊分诊质量。②善于沟通,具有良好的沟通技巧,能够在短时间内迅速与来诊患者和家属建立良好的护患关系。③具有良好的心理素质,能够承受不同的外界压力和突发事件以及各种变化。④决策果断,应变能力强,具有较好的现场控制能力。⑤拥有丰富的急诊常见疾病、相关的人体解剖、病理和生理知识,疾病控制和感染预防的相关知识。⑥熟练掌握和应用护理评估技能评估患者。⑦能与急诊各相关部门维持良好的人际关系。⑧熟悉医院的行政体系和相关制度规定。⑨善于学习,能够不断提高急诊分诊水平。⑩掌握急诊相关的法律知识。⑪具有较强的急救能力,能够提供或配合基本生命支持、高级心血管生命支持、高级创伤生命支持和儿童高级生命支持等急救技术。

四、急诊绿色通道

（一）概述

急诊绿色通道是为了向急危重症患者提供快速、有序、高效和安全的诊疗服务，包括在分诊、接诊、检查、治疗、手术及住院等环节上，实施快速、有序、安全、有效的急救服务。急救绿色通道的建立是救治急危重症患者最有效的机制，可有效缩短救治时间，提高抢救成功率，降低伤残率和病死率，减少医疗风险，尽最大可能保证患者的生命安全。为实现对重点病种的快捷高效救治，需整合全院力量实现相关绿色通道的畅通。

（二）急诊绿色通道收治范围

需要进入急救绿色通道的患者指在短时间内发病，所患疾病可能在短时间内（<6h）危及患者生命。包括但不限于以下情形的患者。

1. 各种急危重症患者：休克、昏迷、心搏骤停、严重心律失常、急性严重脏器功能衰竭的生命垂危者。

2. 无家属陪同且需急诊处理的患者。

3. 批量患者，如大量外伤、中毒患者等。

（三）急救绿色通道的管理

1. 标志醒目，抢救优先　急救绿色通道的各部门都应有醒目的标志，收费处、化验室、药房等设急救绿色通道患者专用窗口，其他急救绿色通道部门门旁张贴急救患者优先的告示。

2. 合理配置，规范培训　合理配置急诊人力资源，开展急救技术操作规程的全员培训，实行合格上岗制度。配置符合要求的急救设备和药品。

3. 正确分诊，有效分流　加强急诊检验、分诊，及时救治急危重症患者，有效分流非急危重症患者。

4. 首诊负责，无缝衔接　与挂钩合作的基层医疗机构建立急诊、急救转接服务制度。首诊负责制包括医院、科室、医生三级。首诊负责制是指第一位接诊医生（首诊医生）对其所接诊的患者，特别是急危重症患者的检查、诊断、治疗、会诊、转诊、转科、转院等工作负责到底的制度。

5. 分区救治，优化流程　实施急诊分区救治、建立住院和手术的“急救绿色通道”，建立创伤、急性心肌梗死、脑卒中、急性呼吸衰竭等重点病种的急诊服务流程与规范，需紧急抢救的危重患者可先抢救后付费，保障患者获得连贯医疗服务。

6. 定期评价，持续改进　定期评价急诊体系对紧急事件处理的反应性、急诊高危患者在“急救绿色通道”平均停留时间，并根据评价结果持续改进质量。

7. 规范运行，有效救治　急救绿色通道的运作程序包括：①接诊医生根据患者的病情或符合急救绿色通道范围的患者，决定启动急救绿色通道服务；②可在其处方、检查申请单、治疗单、手术通知单、入院通知单等医学文件的右上角标明“急救绿色通道”，先进行医学处理再进行财务收费；③急诊服务流程体系中每一个责任部门（包括急诊科、各专业科室、各医技检查部门、药剂科，以及挂号处与收费处等），各司其职，确保患者能够获得连贯、及时、有效的救治。

第六章　急救基础技术

第一节　手卫生技术

手卫生是医务人员洗手、卫生手消毒和外科手消毒的总称。在临床实践中，各科治疗、护理工作都离不开医务人员的双手。为防止交叉感染，提高医疗质量，保障患者安全，医院应当加强医务人员手卫生的规范，提高医务人员手卫生的依从性。

一、洗手

洗手是医务人员用肥皂（皂液）和流动水洗手，去除手部皮肤污垢、碎屑和部分致病菌的过程。

（一）目的

去除手部皮肤污垢、碎屑和各种暂居菌，切断手传播感染途径。

（二）操作方法

1. 操作准备

（1）环境准备　清洁、宽敞。

（2）护士准备　着装整齐，修剪指甲，取下手上的饰物，卷袖过肘。

（3）用物准备　流动水洗手设施（最好是感应式或用

肘、脚踏、膝控制的开关)、清洁剂、干手设施,必要时备护手液或速干手消毒剂。

2. 操作步骤

(1)打开水龙头,调节水流和水温,水流不可过大,以防溅湿工作服;水温适当,太热或太冷会使手部皮肤干燥。

(2)在流动水下,使双手充分淋湿。

(3)关上水龙头,取肥皂(皂液)或抗菌洗手液,均匀涂抹至整个手掌、手背、手指和指缝。

(4)按七步卫生手消毒法认真揉搓双手,每步至少15s。①掌心相对,手指并拢相互揉搓;②手心对手背沿指缝相互揉搓,交换进行;③掌心相对,双手交叉指缝相互揉搓;④右手握住左手大拇指旋转揉搓,交换进行;⑤弯曲手指使关节在另一只手掌心旋转揉搓,交换进行;⑥将5个手指尖并拢放在另一只手掌心旋转揉搓,交换进行;⑦一手手指掌面及手掌包绕另一只手腕部转动搓擦,交换进行。

(5)打开水龙头,双手稍低置,在流动水下彻底冲洗双手,冲净双手时注意指尖向下。

(6)关闭水龙头,用一次性纸巾或干手机干燥双手,必要时取护手液护肤。

(7)丢弃物按医疗废弃物处理。

(三)洗手指征

1. 在接触患者前后,特别是在接触有破损的皮肤、黏膜和侵入性操作后。

2. 进行无菌技术操作前后,进入和离开隔离病房、ICU、母婴室、新生儿病房、烧伤病房、感染性疾病病房等重点部门时，戴口罩和穿脱隔离衣前后。

3. 双手可见污染物或接触血液、体液和被污染的物品后。

二、卫生手消毒

卫生手消毒是医务人员用速干手消毒剂揉搓双手，以减少手部暂居菌的过程。

（一）目的

清除致病性微生物，预防感染与交叉感染，避免污染无菌物品和清洁物品。

（二）操作方法

1. 操作准备

（1）环境准备　清洁、宽敞。

（2）护士准备　着装整齐，修剪指甲，摘下手部饰物，卷袖过肘。

（3）用物准备　速干手消毒剂。

2. 操作步骤

（1）取适量消毒液于掌心中，并涂抹双手所有处。

（2）掌心对掌心揉搓。

（3）手指交叉，掌心对手背揉搓。

（4）手指交叉，掌心对掌心揉搓。

（5）手指互握，一手手指背部放于另一只手手掌中，揉搓手指。

（6）拇指在掌中揉搓。

（7）指尖在掌心中揉搓，待干燥。

（三）注意事项

1. 先洗手再干燥　卫生手消毒前先洗手并保持手部干燥，遵循洗手的注意事项。

2. 涂剂揉搓全覆盖　速干手消毒剂揉搓双手时方法正确，注意手的各个部位都需揉搓到。

3. 牢记卫生手消毒时机　下列情况下应先洗手，然后进行卫生手消毒：①接触患者的血液、体液和分泌物后；②接触被传染性致病微生物污染的物品后；③直接为传染病患者进行检查、治疗、护理后；④处理传染病患者污物之后。

三、外科手消毒

外科手消毒是外科手术前医务人员用肥皂（皂液）和流动水洗手，再用手消毒剂清除或者杀灭手部暂居菌和减少常居菌的过程。使用的手消毒剂具有持续抗菌活性。

（一）目的

清除指甲、手部、前臂的污物和暂居菌，将常居菌减少到最低程度，抑制微生物的快速再生。

（二）操作方法

1. 操作准备

（1）环境准备　清洁、宽敞。

（2）护士准备　按要求着装，修剪指甲。

（3）用物准备　流动水洗手池、非手触式水龙头开关，无菌皂液及消毒剂、刷手用物（指甲刀、无菌毛刷、非接触式手消毒剂的出液器）、干手设施。

2. 操作步骤

(1)采用流动水及适量皂液清洗双手、前臂和上臂下1/3。

(2)刷手　取无菌刷子蘸洗手液,由手指间开始沿甲缘、指尖,向手掌、手背、腕部、前臂、肘部,直至肘上7cm处,双手交替,按顺序刷洗,反复冲洗3遍。

(3)冲洗　流动水冲洗泡沫,污水由指尖流向肘部。

(4)干手　无菌毛巾擦干双手,然后将毛巾对折成三角巾,底口朝向肘部,另一手拉住三角巾的对角,沿手背逐渐向前移动擦干手臂,再用三角巾另一面同法擦干另一手臂,三角巾擦拭高度低于肘上7cm。

(5)消毒　取适量手消毒剂搓洗双手及前臂、上臂下1/3。

(三)注意事项

1. 遵循原则　①先洗手,后消毒;②不同患者手术之间、手套破损或手被污染时,应重新进行外科手消毒。

2. 充分准备　洗手之前应先摘除手部饰物(包括假指甲)和手表,修剪指甲时要求长度不超过指尖,保持指甲周围组织的清洁。

3. 双手位置合适　在整个手消毒过程中始终保持双手位于胸前并高于肘部。

4. 操作顺序恰当　涂抹消毒剂并揉搓、流水冲洗、无菌巾擦干等都应从手部开始,然后再向前臂、上臂下1/3进行。

5. 终末处理　规范用后的清洁指甲用具、揉搓用品如海绵、手刷等,应放到指定的容器中;揉搓用品应每人使用后消毒或者一次性使用;清洁指甲用品应每日清洁与消毒;术后摘除外科手套后,应用肥皂(皂液)清洁双手。

第二节　无菌技术

无菌技术是在医疗护理操作过程中,防止一切微生物侵入人体和防止无菌物品、无菌区域被污染的技术。无菌技术是预防医院感染的一项基本而重要的技术,其基本操作方法根据科学原则制定,每个医务人员都必须熟练掌握并严格遵守,任何环节都不能违反,以保证患者的安全。

一、无菌技术操作原则

1. *操作环境清洁且宽敞*　①操作室应清洁、宽敞、定期消毒;无菌操作前半小时停止清扫、减少走动,避免尘埃飞扬。②操作台清洁、干燥、平坦,物品布局合理。

2. *工作人员仪表符合要求*　无菌操作前,工作人员应着装整洁、修剪指甲、洗手、戴口罩,必要时穿无菌衣、戴无菌手套。

3. *无菌物品管理有序规范*　①存放环境:适宜的室内环境要求温度低于24℃,相对湿度<70%,机械通风换气4~10/h;无菌物品应存放于无菌包或无菌容器内,并置于高出地面20cm、距离天花板超过50cm、离墙远于5cm处的物品存放柜或架上,以减少来自地面、屋顶和墙壁的污染。②标识清楚:无菌包或无菌容器外需标明物品名称、灭菌日期;无菌物品必须与非无菌物品分开放置,并且有明显标志。③使用有序:无菌物品通常按失效期先后顺序摆放取

用;必须在有效期内使用,可疑污染、污染或过期应重新灭菌。④储存有效期:使用纺织品材料包装的无菌物品,如存放环境符合要求,有效期宜为14d,否则一般为7d;医用一次性纸袋包装的无菌物品,有效期宜为30d;使用一次性医用皱纹纸、一次性纸塑袋、医用无纺布或硬质密封容器包装的无菌物品,有效期宜为180d;由医疗器械生产厂家提供的一次性使用无菌物品遵循包装上标识的有效期。

4. 操作过程中加强无菌观念　进行无菌操作时,应培养并加强无菌观念:①明确无菌区、非无菌区、无菌物品、非无菌物品,非无菌物品应远离无菌区;②操作者身体应与无菌区保持一定距离;③取、放无菌物品时,应面向无菌区;④取用无菌物品时应使用无菌持物钳;⑤无菌物品一经取出,即使未用,也不可放回无菌容器内;⑥手臂应保持在腰部或治疗台面以上,不可跨越无菌区,手不可接触无菌物品;⑦避免面对无菌区谈笑、咳嗽、打喷嚏;⑧如无菌物品疑有污染或已被污染,不可使用,应予以更换;⑨一套无菌物品供一位患者使用。

二、无菌技术基本操作方法

(一)使用无菌持物钳法

1. 目的　取放和传递无菌物品,保持无菌物品的无菌状态。

2. 操作方法

(1)操作准备

①环境准备　清洁、宽敞、明亮、定期消毒。

②护士准备　衣帽整齐,修剪指甲、洗手、戴口罩。

③用物准备　无菌容器及持物钳、敷料缸、棉签、消毒液瓶、无菌巾包、无菌溶液、小无菌物品包、有盖方盘或储槽(内盛放无菌物品)、无菌手套、弯盘、笔、抹布(操作前半小时湿抹治疗盘),另备清洁治疗盘2个。仔细检查无菌物品、无菌溶液的名称、灭菌日期及是否在有效期内。

(2)操作步骤

①无菌持物钳应浸泡在盛有消毒液的大口容器内,溶液应浸没钳轴关节以上2~3cm或钳的1/2;每个容器只能放1把无菌持物钳(镊)。有条件者也可使用干燥无菌持物钳,但无菌持物钳和容器应每4小时更换一次。

②取无菌持物钳时,钳端应闭合,不可触及容器边缘或液面以上的容器内壁。

③使用持物钳时应保持钳端向下,用后立即放回容器中,并松开关节,将钳端打开。

④无菌持物钳只能用来夹取无菌物品,不能触碰非无菌物品,也不能用于换药或消毒皮肤。

⑤到远处取物时应连同容器一起搬移,就地取出使用。如有被污染或可疑时应重新灭菌。

⑥持物钳高度不可低于腰部,不能随意甩动。

3.注意事项

(1)严格遵循无菌操作原则。

(2)取、放无菌持物钳时应先闭合钳端,不可触及容器口边缘。

(3)使用过程中始终保持钳端向下,不可触及非无菌区;就地使用,到距离较远处取物时,应将持物钳和容器一起移至操作处。

(4)不可用无菌持物钳夹取油纱布,防止油粘于钳端而影响消毒效果;不可用无菌持物钳换药或消毒皮肤,以防被污染。

(5)无菌持物钳一旦污染或可疑污染应重新灭菌。

(6)无菌持物钳如为湿式保存,除注意上述注意事项外,还需注意:①盛放无菌持物钳的有盖容器底部垫有纱布,容器深度与钳的长度比例适合,消毒液面需浸没持物钳轴节以上2~3cm或镊子长度的1/2。②无菌持物钳及其浸泡容器每周清洁、消毒2次,同时更换消毒液;使用频率较高的部门应每天清洁、灭菌(如门诊换药室、注射室、手术室等)。③取、放无菌持物钳时不可触及液面以上部分的容器内壁。④放入无菌持物钳时需松开轴节以利于钳与消毒液充分接触。

(二)使用无菌容器法

1. 目的　用于盛放无菌物品并保持其无菌状态。

2. 操作方法

(1)操作准备

①环境准备　清洁、宽敞、明亮、定期消毒。

②护士准备　衣帽整齐,修剪指甲、洗手、戴口罩。

③用物准备　盛有无菌持物钳的无菌罐、盛放无菌物品的容器(无菌盒、罐、盘等)。

(2)操作步骤　①检查无菌容器外标签、灭菌日期、化学指示胶带。②打开无菌容器盖,将盖的内面向上置于稳妥处或将盖的内面向下拿在手中。③用无菌持物钳夹垂直夹取无菌物品。④取出物品后立即将盖的内面向下，移至容器口上方盖严。⑤手持无菌容器应托住底部，手指不可触及容器的边缘和内面。

3. 注意事项

(1)严格遵循无菌操作原则。

(2)移动无菌容器时，应托住底部，手指不可触及无菌容器的内面及边缘。

(3)从无菌容器内取出的物品，即使未用，也不可再放回无菌容器中。

(4)无菌容器应定期消毒灭菌，一经打开，使用时间不超过24h。

(三)使用无菌包法

1. 目的　从无菌包内取出无菌物品，供无菌操作使用。

2. 操作方法

(1)操作准备

①环境准备　清洁、宽敞、明亮、定期消毒。

②护士准备　衣帽整齐、修剪指甲、洗手、戴口罩。

③用物准备　盛有无菌持物钳的无菌罐、盛放无菌包内物品的容器或区域。无菌包内放无菌治疗巾、敷料、器械等。无菌包灭菌前应妥善包好：将需灭菌的物品放于包布中央，用包布一角盖住物品，左右两角先后盖上并将角尖向外翻折，盖上最后一角后用化学指示胶带贴好，再贴上注明物品名称及灭菌日期的标签。记录纸、笔。

（2）操作步骤　①取无菌包查对包外标签（物品名称、灭菌日期、指示胶带是否变色、包布是否干燥等）。②将包托在手上，另一手撕开粘贴的胶带或解开系带卷放在手上，手接触包布四角外面，依次揭开四角并捏住。手不可触及包布内面及无菌物品。③稳妥地将包内物品放在备好的无菌区内或递送给术者。投放时手拖住包布使无菌面朝向无菌区域。④将包布折叠放妥。

3. 注意事项

（1）严格遵循无菌操作原则。

（2）无菌包包布通常选用质厚、致密、未脱脂的双层棉布制成，或使用医用无纺布。

（3）打开无菌包时手只能接触包布四角的外面，不可触及包布内面，不可跨越无菌区。

（4）无菌包应定期灭菌，如包内物品超过有效期、被污染或包布受潮，则需重新灭菌。

（5）如取出包内部分物品，无菌包检查后平放于清洁、干燥、平坦的操作台上，手接触包布四角外面，依次揭开四角，用无菌持物钳夹取所需物品放在备妥的无菌区，按原折痕包好，注明开包日期及时间，限24h内使用。

（四）无菌区域准备法

无菌区域是指经灭菌处理且未被污染的区域。手术时将手术区皮肤消毒后，需铺无菌单，除显露手术切口以外所必需的最小皮肤区域，其余部位予以遮盖，以建立无菌区域，减少手术中的污染。深静脉置管、导尿等操作时，需在消毒部位铺好无菌治疗巾或无菌洞巾，形成无菌区域。注射药物或换药等操作需铺无菌盘，铺无菌盘法是将无菌治疗巾铺在洁净、干燥的治疗盘内，形成无菌区以供无菌操作用。

1. 目的　形成无菌区域以放置无菌物品，供治疗护理用。

2. 操作方法

(1)操作准备

①环境准备　清洁、宽敞、明亮、定期消毒。

②护士准备　衣帽整洁、修剪指甲、洗手、戴口罩。

③用物准备　盛有无菌持物钳的无菌罐、无菌物品、盛放治疗巾的无菌包。治疗盘、记录纸、笔。

(2)操作步骤(以铺无菌盘为例)　取无菌治疗巾包，检查无菌包标记、灭菌日期、灭菌效果、有无潮湿或破损，铺盘并放置无菌物品。

单层底铺盘法：打开无菌包，用无菌持物钳取一块治疗巾放在治疗盘内。铺无菌盘，双手捏住无菌巾一边外面两角，轻轻抖开，双折铺于治疗盘上，将上层折成扇形，边缘向外，治疗巾内面构成无菌区。放入无菌物品，拉开扇形折叠层遮盖于物品上，上下层边缘对齐，先左右两侧边缘分别向上折一次，再将近侧开口处向下折两次，露出治疗盘边缘。

双层底铺盘法：取出无菌巾，双手捏住无菌巾一边外面两角，轻轻抖开，从远到近，三折成双层底，上层呈扇形折叠，开口向外，治疗巾内面构成无菌区。放入无菌物品，拉平扇形折叠层，盖于物品上，边缘对齐。

3. 注意事项

(1)严格遵循无菌操作原则。

(2)铺无菌盘区域须清洁干燥,无菌巾避免潮湿、污染。

(3)铺盘时非无菌物品和身体应与无菌盘保持适当距离,手不可触及无菌巾内面,不可跨越无菌区。

(4)铺好的无菌盘尽早使用,有效期不超过4h。

(五)倒取无菌溶液法

1. 目的 保持无菌溶液的无菌状态,供治疗护理用。

2. 操作方法

(1)操作准备

①环境准备 清洁、宽敞、明亮、定期消毒。

②护士准备 衣帽整洁、修剪指甲、洗手、戴口罩。

③用物准备 无菌溶液、启瓶器、弯盘。盛装无菌溶液的容器。棉签、消毒液、记录纸、笔等,必要时备盛有无菌持物钳的无菌罐、无菌纱布罐。

(2)操作步骤 ①擦净瓶口,核对标签,检查瓶盖是否松动,溶液有无变质、浑浊。②启开盖子,用拇指、示指或双手拇指于标签侧启开瓶塞。③标签朝上,倒出少量溶液冲洗瓶口,再由原处倒出适量溶液。④及时盖塞,注明开瓶时间及日期。⑤在瓶签上注明开瓶日期及时间并签名,放回原处。⑥按要求整理用物并处理。

3. 注意事项

(1)严格遵循无菌操作原则。

(2)不可将物品伸入无菌溶液瓶内蘸取溶液,倾倒液体时不可直接接触无菌溶液瓶口，已倒出的溶液不可再倒回瓶内以免污染剩余溶液。

(3)已开启的无菌溶液瓶内的溶液，24h 内有效，余液只作清洁操作用。

(六)戴、脱无菌手套法

1. 目的　预防病原微生物通过医务人员的手传播疾病和污染环境，适用于医务人员进行严格的无菌操作时，接触患者破损皮肤、黏膜时。

2. 操作方法

(1)操作准备

①环境准备　清洁、宽敞、明亮、定期消毒。

②护士准备　衣帽整洁，修剪指甲，取下手表，洗手，戴口罩。

③用物准备　无菌手套、弯盘。

(2)操作步骤　检查并核对无菌手套袋外的号码、灭菌日期，包装是否完整、干燥；打开手套袋将手套袋平放于清洁、干燥的桌面上打开；取、戴手套；调整双手对合交叉检查是否漏气，并调整手套位置；脱手套：用戴着手套的手捏住另一手套腕部外面，翻转脱下；再将脱下手套的手伸入另一手套内，捏住内面边缘将手套向下翻转脱下。处理：要求整理用物并处理。洗手，脱口罩。

分次取、戴法：一手掀开手套袋开口处，另一手捏住一只手套的反折部分(手套内面)取出手套，对准五指戴上。未戴手套的手掀起另一只袋口，再用戴好手套的手指插入另一只手套的反折内面(手套外面),取出手套,同法戴好。同时,将后一只戴好的手套的翻边扣套在工作服衣袖外面,同法扣套好另一只手套。

一次性取、戴法:两手同时掀开手套袋开口处,用一手拇指和示指同时捏住两只手套的反折部分,取出手套。将两手套五指对准,先戴一只手,再以戴好手套的手指插入另一只手套的反折内面,同法戴好。同时,将后一只戴好的手套的翻边扣套在工作服衣袖外面,同法扣套好另一只手套。

3. 注意事项

(1)严格遵循无菌操作原则。

(2)选择合适手掌大小的手套尺码,修剪指甲以防刺破手套。

(3)戴手套时手套外面(无菌面)不可触及任何非无菌物品,已戴手套的手不可触及未戴手套的手及另一手套的内面,未戴手套的手不可触及手套的外面。

(4)戴手套后双手应始终保持在腰部或操作台面以上视线范围内的水平,如发现有破损或可疑污染应立即更换。

(5)脱手套时避免强拉,应翻转脱下,手套外面(污染面)在内,注意勿使手套外面(污染面)接触到皮肤;脱手套后应洗手。

(6)诊疗护理不同患者之间应更换手套;一次性手套应一次性使用;戴手套不能替代洗手,必要时进行手消毒。

第三节　生命体征测量

生命体征是体温、脉搏、呼吸及血压的总称。生命体征受大脑皮质控制，是机体内在活动的一种客观反映，是衡量机体身心状况的可靠指标。正常人生命体征在一定范围内相对稳定，变化很小且相互之间存在内在联系。而在病理情况下，其变化极其敏感。护士通过认真仔细地观察生命体征，可以获得患者生理状态的基本资料，了解机体重要脏器的功能活动情况，了解疾病的发生、发展及转归，为预防、诊断、治疗及护理提供依据。因此，正确掌握生命体征的观察技能与护理是临床护理中极为重要的内容之一。

一、体温测量

体温包括体核温度和体表温度。一般所说的体温是指体核温度。体核温度指身体内部胸腔、腹腔和中枢神经的温度，具有相对稳定且较皮肤温度高的特点。皮肤温度也称体表温度，指皮肤表面的温度，可受环境温度和衣着情况的影响且低于体核温度。

（一）目的

1. 判断患者体温有无异常。
2. 动态监测体温变化，分析热型及伴随症状。
3. 协助诊断，为预防、治疗、康复和护理提供依据。

（二）操作方法

1. 操作准备

(1)评估患者并解释操作事宜　评估患者年龄、病情、意识、治疗情况、心理状态及合作程度。向患者及家属解释体温测量的目的、方法、注意事项及配合要点。

(2)环境准备　室温适宜、光线充足、环境安静。

(3)护士准备　衣帽整洁，修剪指甲，卫生手消毒，戴口罩。

(4)患者准备　了解体温测量的目的、配合方法及注意事项。测温前20～30min无运动、进食、冷热饮、洗澡、坐浴、灌肠等影响体温测量的因素。

(5)用物准备　治疗车、手消毒液、治疗盘内备容器两个(一个为清洁容器，盛放已消毒备用的体温计若干，体温计甩至35℃以下；另一个容器内有消毒液、消毒湿纱布、体温记录单、笔、带秒针的表)。若测腋温，另备干纱布；若测肛温，另备医用液体石蜡、棉签、卫生纸。

2. 操作步骤

以水银体温计操作方法为例：

(1)卫生手消毒，戴口罩，备齐用物，携物品至床旁。

(2)核对患者床号、姓名，根据患者病情选择体温测量方式。

(3)患者准备　根据病情取舒适仰卧位。

(4)测量体温　①口温测量法/口腔测温法：将口表水银端斜放于患者舌下热窝处，嘱患者紧闭口唇，用鼻呼吸，勿用牙咬体温计，3min后取出，用纱布擦拭后准确读数并记录;②腋温测量法:检查患者腋下有无汗液,若有用干纱布擦干,将腋表水银端放于腋窝深处,嘱患者屈臂过胸,夹紧体温计,形成人工体腔,10min 后取出,用消毒纱布擦拭,准确读数;③肛温测量法:取仰卧位、俯卧位或屈膝仰卧位,以暴露臀部,用医用液体石蜡润滑肛表水银端后轻轻插入肛门 3~4cm,婴幼儿可取仰卧位,护士一手抓住其双踝,提起双腿,另一手将肛表插入肛门,婴儿 1.25cm,幼儿 2.5cm,并握住肛表用手掌根部和手指将双臀轻轻捏拢,加以固定,3min 后取出,用卫生纸擦净,再用消毒纱布擦拭,准确读数。协助患者擦净肛门,穿好衣裤。

(5)告知患者体温值,并记录。

(6)整理用物,将使用后的体温计甩至 35℃以下,浸泡于消毒液中,协助患者取舒适卧位。

(7)洗手后绘制体温单或录入移动护理信息系统的终端设备。

3. 注意事项

(1)婴幼儿及昏迷、精神异常、口腔疾病、口鼻手术、张口呼吸患者及不能合作者禁测口温。直肠或肛门疾患或手术、腹泻、心肌梗死及心脏病患者禁测肛温(刺激肛门后,迷走神经兴奋,会引起心律不齐)。腋下有创伤或手术及炎症、腋下出汗较多、肩关节受伤或消瘦夹不紧体温计者不宜测腋温。

(2)患者进食、饮水、腋下冷热敷、淋浴等,应间隔 30min 后测量体温。

(3)婴幼儿、危重症或躁动患者测体温时应有专人守护,防止发生意外。

(4)若患者不慎咬破体温计,应立即清除玻璃碎屑,避免损伤唇、舌、口腔、食管、胃肠道黏膜,口服蛋清或牛奶,以保护消化道黏膜,减少或延缓水银的吸收。若病情允许,可进食粗纤维食物,加快水银的排出。

(5)插入肛表勿用力,以免损伤肛门和直肠黏膜。

(6)发现体温与病情不相符时,应在床旁重新监测,必要时做肛温和口温对照复查。

(7)切忌体温计放在超过 42℃ 的热水中清洗,以防爆裂。用离心机甩体温计时,应先消毒,再放于离心机内。

二、脉搏测量

在每个心动周期中,随着心脏的收缩和舒张,动脉内的压力发生周期性波动而引起动脉血管的搏动,称动脉脉搏,简称脉搏。

(一)目的

(1)判断患者脉搏有无异常。

(2)动态监测脉搏变化,间接了解心脏情况。

(3)协助诊断,为治疗、护理、预防、保健提供依据。

(二)操作方法

1. 操作准备

(1)评估患者并解释操作事宜　评估患者年龄、病情、意识、治疗情况、心理状态及合作程度。向患者及家属解释脉搏测量的目的、方法、注意事项及配合要点。

(2)环境准备　温度适宜、光线充足、环境安静。

(3)护士准备　衣帽整洁,修剪指甲,卫生手消毒,戴口罩。

(4)患者准备　了解测量脉搏的目的、方法、注意事项及配合方法。取舒适体位,保持情绪稳定,测量前 30min 无影响脉搏的因素。

(5)用物准备　治疗车、手消毒液,治疗盘内备记录单,必要时备听诊器。

2. 操作步骤

(1)卫生手消毒,戴口罩,备齐用物,携用物至床旁。

(2)核对患者的姓名、床号,并评估患者。确认患者,选择测量部位。

(3)协助患者取舒适体位,使之手臂自然放置,手腕伸展,护士以示指、中指和无名指指端按压在桡动脉搏动最强处,力度以能清楚感觉到搏动为宜。

(4)测量脉搏　正确测量脉搏 30s,所得数值乘以 2 即为脉率,如脉搏异常及心脏器质性病变时,需要测量 1min。特殊患者的测量:脉搏微弱难以触诊者,应用听诊器测心率(心尖搏动)1min。脉搏短绌者,应有两名护士,一位护士测脉率,另一位护士听心率。由听心率者发出“起”和“停”的口令,测量 1min。

(5)告知患者测量结果并记录。

(6)整理用物,协助患者取舒适体位。

(7)洗手后绘制体温单或录入移动护理信息系统的终端设备。

3. 注意事项

(1)测量脉搏前患者需保持安静,避免各种影响患者脉率的因素,如剧烈运动、情绪激动等,以保证其准确性。

(2)不可用拇指诊脉,因拇指动脉搏动较强,易于与患者的脉搏相混淆。

(3)偏瘫患者应选择健侧肢体测量。

(4)测量脉率的同时,应注意脉律、脉搏的强弱及动脉壁的弹性等。

(5)异常脉搏应测量 1min,脉搏细弱难以触诊时,应测量心尖搏动 1min。

三、呼吸测量

机体在新陈代谢过程中,需要不断地从外界环境中摄取氧气,并把自身产生的二氧化碳排出体外,机体与外界环境之间所进行的气体交换过程,称为呼吸。呼吸是维持机体新陈代谢和生命活动所必需的基本生理过程之一,一旦呼吸停止,生命也将终结。

(一)目的

1. 判断呼吸有无异常。
2. 动态监测呼吸变化及呼吸功能。
3. 协助临床诊断,为医疗护理工作提供依据。

(二)操作方法

1. 操作准备

(1)评估患者并解释操作事宜　评估患者年龄、病情、意识、治疗情况、心理状态及合作程度。向患者及家属解释呼吸测量的目的、方法、注意事项及配合要点。

(2)环境准备　温度适宜、光线充足、环境安静。

(3)护士准备　衣帽整洁,修剪指甲,卫生手消毒,戴口罩。

(4)患者准备　了解测量呼吸的目的、方法、注意事项及配合方法。取舒适体位,保持情绪稳定,测量前30min无影响呼吸的因素。

(5)用物准备　手消毒液,治疗盘内备记录单、笔、带秒针的表,必要时备棉花。

2. 操作方法

(1)卫生手消毒,戴口罩,携用物至床旁。

(2)核对患者姓名、床号,并评估患者。

(3)患者准备　取舒适体位,精神放松,处于自然呼吸状态。

(4)测量呼吸　保持诊脉姿势,观察患者胸部或腹部的起伏(一起一伏为一次呼吸)计数30s,所得数值乘以2,如呼吸异常或婴儿需要测量1min。危重患者如呼吸较弱,可将少许棉花置于患者近鼻孔处,计数棉花被吹动的次数,计数1min。同时观察呼吸的节律、声音、有无呼吸困难等。

(5)记录测量值。整理用物,协助患者取舒适体位。

(6)洗手后将测量值记录到记录本或录入移动护理信息系统的终端设备。

3. 注意事项

(1)呼吸容易受意识控制,测量呼吸时应在环境安静、情绪稳定、患者不易察觉的情况下测量。

(2)测量呼吸前如有剧烈运动、情绪激动等,应休息30min后再测量。

(3)在测量呼吸次数的同时,应注意观察呼吸的节律、深浅度及气味等变化。

四、血压测量

血压是血液在血管内流动时对血管壁的侧压力。一般所说的血压指动脉血压。在心动周期中，动脉血压会随着心室的收缩和舒张而发生规律性的变化。当心室收缩时，动脉血压上升达到的最高值称为收缩压；当心室舒张时，动脉血压下降，至舒张末期达到最低值称为舒张压。收缩压与舒张压的差值称为脉压。心动周期中动脉血压的平均值称为平均动脉压。

（一）目的

1. 判断血压有无异常。

2. 监测血压变化，间接了解患者循环系统的功能状况。

3. 协助诊断，为预防、治疗、康复、护理提供依据。

（二）操作方法

1. 操作准备

（1）评估患者并解释操作事宜　评估患者年龄、病情、意识、治疗情况，心理状态及合作程度。向患者及家属解释血压测量的目的、方法、注意事项及配合要点。

（2）环境准备　温度适宜、光线充足、环境安静。

（3）护士准备　衣帽整洁，修剪指甲，卫生手消毒，戴口罩。

（4）患者准备　了解测量呼吸的目的、方法、注意事项及配合方法。取舒适体位，保持情绪稳定，测量前30min无影响血压的因素。

（5）用物准备　手消毒液、血压计、听诊器、记录本、笔。

2. 操作方法

(1)卫生手消毒,戴口罩,携用物至床旁。核对姓名、床号,做好解释。

(2)选择测量部位,患者取坐位或仰卧位,被测肢体的肘臂伸直、掌心向上,肱动脉和心脏在同一水平。

(3)放平血压计于上臂旁,驱尽袖带内的空气,将袖带严整地缠于上臂中部。

(4)将听诊器探头放在肱动脉搏动最明显的地方,以一手稍加固定。

(5)打开水银开关,戴上听诊器,关闭加压气球阀门,手握橡皮球,均匀充气至肱动脉搏动音消失,再升高 20 ~ 30mmHg。

(6)缓慢松开加压气球阀门放气,速度以 4mmHg/s 左右为宜,同时听肱动脉搏动,并注意水银柱刻度。在听诊器中听到第一声搏动,水银所指刻度即为收缩压;当搏动音突然变弱或消失时,水银所指刻度即为舒张压。

(7)驱尽带内空气,解开袖带。安置患者取舒适卧位,整理床单位。将血压计右倾 45°关闭水银槽开关,卷平袖带,放入血压计盒内,关闭血压计盒盖。

(8)整理用物,记录血压。

(9)洗手后将测量值记录到记录本或录入移动护理信息系统的终端设备。

3. 注意事项

(1)测量前,应检查血压计的压力表有无破损,汞柱是否保持在 0 点处,水银量是否充足,橡胶管和加压气球是否漏气。

（2）袖带的宽度要符合规定的标准，过窄可使测得的数值偏高，过宽可使测得的数值偏低，小儿最合适的袖带宽度是上臂长度的1/2～2/3。

（3）测量前告知患者保持安静。劳累或情绪紧张者，应休息20min后再测。

（4）操作中血压听不清或异常时，应重复测量，先将袖带内空气驱尽，使汞柱降至"0"点，稍待片刻再进行测量，直到听准为止。

（5）对有偏瘫的患者，应测量健侧手臂血压，因患侧血液循环有障碍，不能反映机体血压的真实情况。

（6）对要求密切观察血压的患者，应尽量做到定时间、定部位、定体位和定血压计，这样才能相对准确。

（7）血压计要定期检查，保持性能良好，应平稳放置，不可倒置。袖带需保持清洁，用后空气要放尽，卷平，放于盒内固定处。用毕关闭水银槽开关，轻关盒盖，避免玻璃管被压碎。

第四节 静脉治疗技术

静脉输液与输血是临床上用于纠正人体水、电解质及酸碱平衡失调，恢复内环境稳定并维持机体正常生理功能的重要治疗措施。正常情况下，人体内水、电解质、酸碱度均保持在恒定的范围内，以维持机体内环境的相对平衡状态，保证机体正常的生理功能。但在疾病和创伤时，水、电解质及酸碱平衡会发生紊乱。通过静脉输液与输血，可以迅速、有效地补充机体丧失的体液和电解质，增加血容量，改善微循环，维持血压。此外，通过静脉输注药物，还可以达到治疗疾病的目的。

一、静脉输液

（一）适应证

1. 脱水、酸碱平衡失衡　用于补充水和电解质，预防和纠正水、电解质及酸碱平衡紊乱。

2. 严重烧伤、大出血、休克等　用于增加循环血量，改善微循环，维持血压及微循环灌注量。

3. 慢性消耗性疾病、胃肠道吸收障碍及不能经口进食的情况　用于供给营养物质，提供热量，促进组织修复，增加体重，维持正氮平衡。

4. 输入药物，治疗疾病　如输入抗生素控制感染，输入解毒药物达到解毒作用，输入脱水剂降颅压等。

（二）禁忌证

严重心力衰竭患者慎用。

（三）操作方法

1. 操作准备

（1）评估患者并解释操作事宜　评估患者年龄、病情、意识、营养状况等、心理状态及合作程度，穿刺部位的皮肤、血管状况及肢体活动度。向患者及家属解释输液的目的、方法、注意事项及配合要点。

（2）环境准备　清洁、安静、舒适、安全。

（3）护士准备　衣帽整洁，修剪指甲，洗手，戴口罩。

(4)患者准备 了解静脉输液的目的、方法、注意事项及配合要点。排空大小便,取舒适卧位。

(5)用物准备 基础消毒盘(碘酒、乙醇、棉签、弯盘)、砂轮、一次性无菌输液器1套、一次性无菌5ml注射器1支、持物钳、棉球、输液贴、止血带、胶布、剪刀、快速卫生手消毒液、输液治疗卡。

2. 操作步骤

头皮针静脉输液法:

(1)核对药液瓶签(药名、浓度、剂量)及给药时间和给药方法。检查液体质量(有无杂质,药液有无变色、浑浊)及无渗液,确保其在有效期内。

(2)用开瓶器开启输液瓶,常规消毒瓶塞,消毒范围至铝盖下端瓶颈处,若为袋状液体,则取下袋口“拉环”后常规消毒。按医嘱加入药物,注意药物之间的配伍禁忌。

(3)根据医嘱填写或打印输液贴,并将其倒贴于输液瓶上。粘贴时不可覆盖原有标签,机打输液贴应进行核对。

(4)检查输液器质量,无问题后取出输液器,将输液器插头插入瓶塞直至插头根部,关闭调节器。

(5)携用物至患者床旁,核对患者床号、姓名、腕带,再次洗手。

(6)将输液瓶挂于输液架上,倒置茂菲滴管,打开调节器,使输液瓶内的液体流出。当茂菲管内的液面达到滴管的1/2 ~2/3满时,迅速转正滴管,使液平面缓慢下降,直至排尽导管和针头内的空气。

(7)将输液管末端放入输液器包装袋内,置于治疗盘中。

(8)选择穿刺部位 将静脉小垫枕置于穿刺肢体下,

铺治疗巾，在穿刺点上方6～8cm处扎止血带，选择穿刺血管，松开止血带。

(9)消毒皮肤　按常规消毒穿刺部位的皮肤，消毒范围大于5cm，待干，备胶布。

(10)二次核对患者床号、姓名、腕带，所用药液的药名、浓度、剂量及给药时间和给药方法。

(11)再次扎止血带，嘱患者握拳，再次排气。

(12)取下护针帽，按静脉注射法穿刺。见回血后，将针头与皮肤平行再进入少许。

(13)用右手拇指固定好针柄，松开止血带，嘱患者松拳，打开调节器。待液体滴入通畅、患者无不舒适后，用输液敷贴(或胶布)固定针柄，固定针眼部位，最后将针头附近的输液管环绕后固定。必要时用夹板固定关节。

(14)根据患者年龄、病情及药液的性质调节输液滴速。

(15)再次核对患者的床号、姓名、腕带，药物名称、浓度、剂量，给药时间和给药方法。

(16)撤去治疗巾，取出止血带和小垫枕，协助患者取舒适卧位，将呼叫器放于患者易取处。

(17)整理用物，洗手后记录输液开始时间、输入药液的种类、滴速、患者全身及局部情况，并签名。

(18)确认全部液体输入完毕后，关闭输液器，轻揭输液敷贴(或胶布)，用无菌干棉签或无菌棉球轻压穿刺点上方，快速拔针，局部按压1～2min(至无出血为止)。将头皮针头和输液插头剪至锐器收集盒中。

(19)协助患者适当活动穿刺肢体，并协助取舒适卧位，整理床单位,清理用物。

(20)洗手,做好记录。

留置针静脉输液法:

(1)同头皮针静脉输液法(1)~(6)。

(2)打开静脉留针及肝素帽或正压接头外包装,手持外包装将肝素帽或正压接头对接在留置针的侧管上。将输液器与肝素帽或正压接头连接。

(3)打开调节器,将套管针内的气体排于弯盘中,关闭调节器,将留置针放回留置针盒内。

(4)选择穿刺部位将小垫枕置于穿刺肢体下,铺治疗巾,在穿刺点上方8~10cm处扎止血带。

(5)常规消毒穿刺部位的皮肤,消毒直径大5cm,待干,备胶布及透明胶布,并在透明胶布上写上日期和时间。

(6)二次核对患者的床号、姓名、腕带,药物名称、浓度、剂量,给药时间和给药方法。

(7)取下针套,旋转松动外套管(转动针芯),右手拇指与示指夹住两翼,再次排气于弯盘中,嘱患者握拳,绷紧皮肤,固定静脉,右手持留置针,在血管的上方,使针头与皮肤呈15°~30°角进针。见回血后压低角度(放平针翼),顺静脉走行再继续进针0.2cm。

(8)左手持Y接口,右手后撤针芯约0.5cm,持针座将针芯与外套管一起送入静脉内,左手固定两翼,右手迅速将针芯抽出放于锐器收集盒中。

(9)松开止血带,打开调节器,嘱患者松拳,用无菌透明敷贴对留针管作密闭式固定,用注明置管日期和时间的透明胶布固定三叉接口,再用胶布固定插入肝素帽内的输液器针头及输液管。

(10)根据患者的年龄、病情及药物性质调节滴速。

(11)再次核对患者的床号、姓名、腕带,药物名称、浓度、剂量,给药时间和给药方法。

(12)撤去治疗巾,取出止血带和小垫枕,整理床单位,协助患者取舒适卧位,将呼叫器放于患者易取处,整理用物,洗手后记录输液开始时间、输入药液的种类、滴速、患者全身及局部情况,并签名。

(13)输液完毕后,拔出输液器针头,常规消毒静脉帽的胶塞,用注射器向静脉帽内注入封管液。

(14)再次输液时,首先常规消毒静脉帽胶塞或正压接头,连接输液器。

(15)输液完毕后,首先关闭调节器,揭开胶布及无菌敷贴,用无菌干棉签或无菌棉球轻压穿刺点上方,快速拔出套管针,局部按压至无出血为止,将静脉输液针头和输液器插头剪至锐器收集盒中。

(16)协助患者适当活动穿刺肢体,并协助取舒适卧位,整理床单位,清理用物。

(17)洗手,做好记录。

(四)注意事项

1. 严格执行无菌操作及查对制度,预防感染及差错事故的发生。

2. 宜选择上肢静脉作为穿刺部位,避开静脉瓣、关节部位以及有疤痕、炎症、硬结等处的静脉。选择血管应由远心端到近心端。成人不宜选择下肢静脉。不同年龄的小儿血管选择会不同。

3. 对需要长期输液的患者，要保护和合理使用静脉，一般从远端小静脉开始穿刺（抢救时可例外）。

4. 输液前要排尽输液管及针头内的空气，药液滴尽前要及时更换输液瓶（袋）或拔针，严防造成空气栓塞。

5. 注意药物的配伍禁忌，对于刺激性或特殊药物，应在确认针头已刺入静脉内时再输入。

6. 严格控制输液的速度。对有心、肺、肾疾病的患者，老年患者、婴幼儿以及输注高渗、含钾或升压药液的患者，要适当减慢输液速度；对严重脱水、心肺功能良好者可适当加快输液速度。

7. 输液过程中要加强巡视，注意观察下列情况：

（1）滴入是否通畅，针头或输液管有无漏液，针头有无脱出、阻塞或移位，输液管有无扭曲、受压。

（2）有无溶液外溢，注射局部有无肿胀或疼痛。有些药物如甘露醇、去甲肾上腺素等外溢后会引起局部组织坏死，如发现上述情况，应立即停止输液并通知医生予以处理。

（3）密切观察患者有无输液反应，如患者出现心悸、畏寒、持续性咳嗽等情况，应立即减慢或停止输液，并通知医生，及时处理。每次观察巡视后，应做好记录（记录在输液巡视卡或护理记录单上）。

8. 应告知患者或家属当穿刺部位出现肿胀、疼痛等异常不适时，及时告知医务人员。

9. 若采用静脉留置针输液法，要严格掌握留置时间。一般静脉留置针可以保留 3 ~ 5d，最好不要超过 7d。严格按照产品说明执行。

二、静脉输血

（一）适应证

1. 各种原因引起的大出血　为静脉输血的主要适应证，可用于补充血浆蛋白质，改善营养状态，维持血浆胶体渗透压，减少组织渗出和水肿，保持有效循环血量。

2. 贫血或低蛋白血症　输入全血、浓缩或洗涤红细胞可纠正贫血，血浆、白蛋白液可用于低蛋白血症。

3. 严重感染　输入新鲜血可补充抗体、补体等血液成分，增强机体免疫力，提高机体抗感染的能力。

4. 凝血功能障碍（如血友病）　对患有出血性疾病的患者，可输入新鲜血或成分血，用于补充各种凝血因子和血小板改善凝血功能，有助于止血。

（二）禁忌证

静脉输血的禁忌证包括：急性肺水肿、充血性心力衰竭、肺栓塞、恶性高血压、真性红细胞增多症、肾功能极度衰竭及对输血有变态反应者。

（三）操作方法

1. 操作准备

（1）评估患者并解释操作事宜　①评估患者年龄、病情、意识、治疗情况（作为合理输血的依据）。②血型、输血史及过敏史（作为输血时查对及用药的参考）。③心理状态及合作程度。④穿刺部位的皮肤、血管状况及肢体活动度。⑤向患者及家属解释输液的目的、方法、注意事项及配合要点。

(2)环境准备　清洁、安静、舒适、安全。

(3)护士准备　衣帽整洁,修剪指甲,洗手,戴口罩。

(4)患者准备　了解静脉输血的目的、方法、注意事项及配合要点。排空大小便,取舒适卧位。

(5)用物准备　生理盐水、血液制品(根据医嘱准备)、一次性手套,其余同密闭式输液法,仅将一次性输液器换为一次性输血器(滴管内有滤网,可去除大的细胞碎屑和纤维蛋白等微粒,而血细胞、血浆等均能通过滤网;静脉穿刺针头为9号针头)。

2. 操作步骤

(1)将用物携至患者床旁,与另一位护士一起再次核对患者床号、姓名、腕带、性别、年龄、住院号、病室/门急诊、血型、血液有效期、配血试验结果以及保存血的外观。

(2)按静脉输液法建立静脉通道,输入少量生理盐水。

(3)以手腕旋转动作将血袋内的血液轻轻摇匀。

(4)戴手套,打开储血袋封口,常规消毒开口处塑料管,将输血器针头从生理盐水瓶上拔下,插入输血器的输血接口,缓慢将储血袋倒挂于输液架上。

(5)操作后查对。

(6)开始输入时滴速宜慢,观察15min左右,如无不良反应后再根据病情及年龄调节滴速。

(7)撤去治疗巾,取出止血带和一次性垫巾,整理床单位,协助患者取舒适卧位,将呼叫器放于患者易取处,整理用物。

(8)洗手后记录。

3. 连续输用不同供血者的血液时，前一袋血输尽后，用生理盐水冲洗输血器，再接下一袋血继续输注。

4. 输血完毕后的处理

（1）用上述方法继续滴入生理盐水，直到将输血器内的血液全部输入体内再拔针，方法同密闭式输液法。

（2）输血袋及输血器的处理　输血完毕后，用剪刀将输血器针头剪下放入锐器收集盒中；将输血管放入医用垃圾桶中；将输血袋送至输血科保留24h。

（3）洗手后记录。

（四）注意事项

1. 在取血和输血过程中，要严格执行无菌操作及查对制度。在输血前，一定要由两名护士将需查对的项目再次进行查对，避免差错事故的发生。

2. 输血前后及两袋血之间需要滴注少量生理盐水，以防发生不良反应。

3. 血液内不可随意加入其他药品，如钙剂、酸性及碱性药品、高渗或低渗液体，以防血液凝集或溶解。

4. 输血过程中，一定要加强巡视，观察有无输血反应的征象，并询问患者有无任何不适反应。一旦出现输血反应，应立刻停止输血，并按输血反应进行处理。

5. 严格掌握输血速度，对年老体弱、严重贫血、心衰患者应谨慎，滴速宜慢。

6. 对急症输血或大量输血患者可行加压输血，输血时可直接挤压血袋、卷压血袋输血或应用加压输血器等。加压输血时，护士须在床旁守护，输血完毕时及时拔针，避免发生空气栓塞。

7. 输完的血袋送回输血科保留24h，以备患者在输血后发生输血反应时检查分析原因。

第五节　动脉采血法

动脉血标本是自动脉抽取的动脉血。常用动脉有股动脉、肱动脉、桡动脉。

一、适应证

1. 需采集动脉血进行血液气体分析。

2. 需判断患者氧合及酸碱平衡情况，为诊断、治疗、用药提供依据。

3. 需进行乳酸和丙酮酸测定等。

二、操作方法

(一)操作准备

1. 评估患者并解释操作事宜

(1)评估　①患者的病情、治疗情况、意识状态及肢体活动能力。②对动脉血标本采集的认知与合作程度。③穿刺部位的皮肤及动脉搏动情况。④用氧或呼吸机使用情况(呼吸机参数的设置)。⑤患者有无血液性传染疾病。⑥有无进食热饮、洗澡、运动等。

(2)解释　向患者及家属解释动脉血标本采集的目的、方法、临床意义、注意事项及配合要点。

2. 环境准备　清洁、安静、光线适宜，必要时用屏风或围帘遮挡。

3. 护士准备　衣帽整洁，修剪指甲，洗手，戴口罩。

4. 患者准备　了解动脉血标本采集的目的、方法、临床意义、注意事项及配合要点。取舒适体位，暴露穿刺部位。

5. 用物准备

(1)治疗车上层　注射盘、检验申请单、标签或条形码、动脉血气针(或2ml/5ml一次性注射器及肝素适量、无菌软木塞或橡胶塞)、一次性治疗巾、无菌纱布、弯盘、消毒棉签、消毒液、无菌手套、小沙袋、手消毒液。

(2)治疗车下层　生活垃圾桶、医用垃圾桶、锐器回收盒。

(二)操作步骤

1. 贴标签或条形码　核对医嘱、检验申请单、标签(或条形码)及标本容器(动脉血气针或一次性注射器)。无误后贴检验标签(或条形码)于标本容器外壁上。

2. 核对　携用物至患者床旁，依据检验申请单查对患者的床号、姓名、住院号及腕带；核对检验申请单、标本容器以及标签(或条形码)是否一致。向患者及家属说明标本采集的目的及配合方法。根据需要为患者暂停吸氧。

3. 选择合适动脉　协助患者取舒适体位，选择合适的动脉，将一次性垫巾置于穿刺部位下。夹取无菌纱布放于一次性垫巾上，打开橡胶塞(一次性注射器采血时)。

4. 消毒　常规消毒皮肤，直径至少8cm；戴无菌手套或常规消毒术者左手示指和中指。

5. 二次核对

6. 采血

动脉血气针采血:

(1)将针栓推到底部,拉到预设位置(3ml 动脉采血器预设至 1.6ml,1ml 动脉采血器预设至 0.6ml),除去护针帽,定位动脉,采血器与皮肤呈 45°~90°角度进针,采血针进入动脉后血液自然涌入动脉采血器,空气迅速经过孔石排出。

(2)血液液面达到预设位置,孔石遇湿封闭。拔出动脉采血器,用无菌纱布按压穿刺部位 5~10min。将动脉采血器针头垂直插入配套的橡皮针塞中。

(3)按照医院规定丢弃针头和针塞,如有需要排除气泡,螺旋拧上安全针座帽。

(4)颠倒混匀 5 次,手搓样品管 5s 以保证抗凝剂完全作用。

(5)立即送检分析,如超过 15min 需冰浴。

一次性注射器采血:

(1)穿刺前先抽吸肝素 0.5ml,湿润注射器管腔后弃去余液,以防血液凝固。

(2)用左手示指和中指触及动脉搏动最明显处并固定动脉于两指间,右手持注射器在两指间垂直刺入或与动脉走向呈 45°刺入动脉,见有鲜红色血液涌进注射器,即以右手固定穿刺针的方向和深度,左手抽取血液至所需量(血气分析采血量一般为 0.1~1ml)。

(3)采血完毕,迅速拔出针头,局部用无菌纱布加压止血 5~10min(指导患者或家属正确按压),必要时用沙袋压迫止血。

(4)针头拔出后立即刺入软木塞或橡胶塞,以隔绝空气,并轻轻搓动注射器使血液与肝素混匀。

7. 操作后处理

(1)取下一次性垫巾,协助患者取舒适卧位,整理床单位。

(2)再次核对检验申请单、患者、标本。

(3)清理用物,并交代注意事项。

(4)洗手后记录。

(5)将标本连同检验申请单及时送检。

三、注意事项

1. 严格执行查对制度和无菌技术操作原则。

2. 桡动脉穿刺点为前臂掌侧腕关节上 2cm 动脉搏动明显处。股动脉穿刺点在腹股沟股动脉搏动明显处,穿刺时,患者取仰卧位,下肢伸直略外展外旋,以充分暴露穿刺部位。新生儿宜选择桡动脉穿刺,因股动脉穿刺垂直进针时易伤及髋关节。

3. 采集血气分析样本,抽血时注射器内不能有空泡,抽出后立即密封针头,隔绝空气(因空气中的氧分压高于动脉血,二氧化碳分压低于动脉血)。做二氧化碳结合力测定时,盛血标本的容器亦应加塞盖紧,避免血液与空气接触过久,影响检验结果,采血后应立即送检。

4. 拔针后局部用无菌纱布或砂袋加压止血,以免出血或形成血肿,压迫止血至不出血为止。

5. 患者饮热水、洗澡、运动,需休息 30min 后再行采血,避免影响检查结果。

6. 条形码合理有效使用，杜绝差错事故的发生。

7. 有出血倾向者慎用动脉穿刺法采集动脉血标本。

第六节　胃肠减压术

胃肠减压术是利用负压吸引装置，通过胃管将积聚于胃肠道内的气体及液体吸出，降低胃肠道内的压力和膨胀程度；对胃肠道穿孔患者可防止胃肠内容物漏入腹腔；用于消化道及腹部手术，减轻胃肠胀气，增加手术安全性，是外科常用的护理技术操作。

一、适应证

1. 急性胃扩张、胃或十二指肠穿孔、肠梗阻、急性胰腺炎等，用于缓解症状。

2. 腹部较大型手术后。用于吸出胃肠内气体和胃内容物，减轻腹胀，减轻缝线张力和伤口疼痛，促进伤口愈合，改善胃肠道血液循环，促进消化功能的恢复。

3. 进行胃肠道手术的术前准备，以减少胃肠胀气。

二、禁忌证

1. 食道狭窄。

2. 严重的食管静脉曲张。

3. 严重的心肺功能不全。

4. 支气管哮喘。

5. 食管和胃腐蚀性损伤。

三、操作方法

(一)操作准备

1. 评估患者并解释操作事宜　评估患者年龄、病情、意识、鼻腔的通畅性,心理状态及合作程度。向患者及家属解释胃肠减压的目的、方法、注意事项及配合要点。

2. 环境准备　温度适宜、光线充足、环境安静。

3. 护士准备　衣帽整洁,修剪指甲,卫生手消毒,戴口罩。

4. 患者准备　了解胃肠减压的目的、方法、注意事项及配合方法,保证患者鼻腔通畅。

5. 用物准备　合适型号的胃管1根、20ml注射器、一次性治疗巾、棉签、一次性胃肠减压器、听诊器、温开水、水杯2个、弯盘、医用液体石蜡、纱布。另备:胶布、执行单、医用垃圾桶、生活垃圾桶、手消毒液。

(二)操作步骤

1. 卫生手消毒,戴口罩,操作者备齐用物携至患者床旁。

2. 核对患者床号、姓名、性别、年龄,请无关人员离开床旁。

3. 视病情协助患者取坐位、斜坡卧位或仰卧位。

4. 打开治疗巾,将一次性治疗巾铺于患者颌下,清洁鼻腔。

5. 戴手套。

6. 取出胃管,测量插入长度(自患者前额发际至剑突水平或由患者鼻尖到耳垂再到剑突的长度)。

7. 用液状石蜡油自前而后润滑胃管前端20cm。

8. 插胃管时沿一侧鼻孔缓慢插入,到咽喉部 14 ~16cm 时,嘱清醒患者做吞咽动作;昏迷患者将头略向前倾,同时将胃管送下,插入长度为45 ~55cm。

确定胃管位置有 3 种方法:①用注射器抽吸胃内容物,如有胃液抽出,即证明胃管已至胃中;②将听诊器放于剑突下,用注射器向胃管内注入 10 ~20ml 空气,听到气过水声;③将胃管末端置入水中,看有无气泡逸出,无气泡逸出则证明胃管已在胃内。

9. 将胃管用胶布缠绕交叉固定于鼻翼及面颊部,并做标记,将胃管末端盖好。

10. 接胃肠减压器,调整减压装置呈负压状态,使胃管末端与胃肠减压器入口处紧密连接,妥善固定于床旁。

11. 观察引流液的性状及胃肠减压器流出道是否漏气。

12. 脱手套,为患者去除治疗巾,取舒适体位,整理床单位,再次核对患者信息,安慰患者,整理用物。

13. 洗手后记录。

四、注意事项

1. 插管时应注意胃管插入的长度是否适宜,插入过长,胃管会在胃内盘曲,过短则不能接触胃内液体,均会影响减压效果。据临床观察,插胃管的长度因人的身高差异而不同,插入到操作前的预定长度后再加 5 ~10cm,使导管侧孔完全达到胃内,会起到良好的减压效果。

2. 插管动作应轻柔,特别是在通过食管 3 个狭窄处(环状软骨水平处、平气管分叉处、食管通过膈肌处)时,以免损伤食管黏膜。

3. 为昏迷患者插管时,应将患者头向后仰,当胃管插入会厌部约 15cm 时,左手托起头部,使下颌靠近胸骨柄,加大咽喉部通道的弧度,使管端沿后壁滑行,插至所需长度。

4. 若插管过程中患者出现恶心,应暂停片刻,嘱患者做深呼吸或吞咽动作,随后迅速将管插入,以减轻不适。插入不畅时应检查胃管是否盘在口中。插管过程中如发现呛咳、呼吸困难、发绀等情况,表示误入气管,应立即拔出,休息片刻后重新操作。

5. 每次放入、取出胃管,或每次取下注射器抽吸流食或药物时,均须夹闭管外口,以免胃内容物流出或空气进入胃内。

6. 常见并发症及处理

(1)引流不畅

①定时更换胃管,以防止胃酸长时间腐蚀胃管,使其变质从而发生粘连,造成胃管不通畅。

②从胃管内注入药物后,应注入 20 ~ 50ml 的温开水冲洗胃管,防止胃管堵塞。

③如发现胃管阻塞可先将胃管送入少许,如仍无液体引出,轻轻将胃管变动位置以减少胃管在胃壁的粘连。

④如确定为食物残渣或血凝块阻塞胃管,可用生理盐水或温开水从胃管注入以稀释和溶解黏稠的胃液、食物残渣或血凝块。

⑤胃肠减压器的位置应低于胃部,以利于引流。胃肠减压装置使用前认真仔细检查,如发现质量不合格而引起

漏气，应更换胃肠减压器。

⑥要随时保持胃管的通畅和持续有效的负压，经常挤压胃管，勿使管腔堵塞，胃管不通畅时，可用少量生理盐水低压冲洗并及时回抽。

⑦保持有效减压可以避免手术后胃扩张增加吻合张力而并发吻合瘘。

⑧胃管脱出后应严密观察病情，不应再次盲目插入，以免戳穿吻合口；应遵照医嘱执行脱管后处理。

⑨准确记录 24h 胃液量。

（2）插管困难　在插管的过程中不能顺利进行，连续 3 次插管不成功，称为插管困难。

①插管前做好患者心理护理，介绍插管经过、配合的要求，指导患者做有节律的吞咽动作，使护患配合默契，保证胃管的顺利插入；同时插管的动作要轻柔。

②对呕吐剧烈者，操作人员可以双手拇指按压患者双侧内关穴 3 ~5min，然后再插入胃管；另可嘱其张口呼吸，暂停插管让患者休息，10min 后再试行插管。

③昏迷患者，可采用昏迷患者插胃管法。

④选用质地优良的硅胶胃管，切忌同一胃管反复使用。

⑤培训医护人员熟练掌握专业知识及专科操作技能。

⑥对咽反射消失或减弱者，可在气管镜或胃镜的配合下进行插管。反复插管困难者，可在胃管内置导丝辅助插管。

⑦插管前检查鼻腔有无异常，并及时处理。

（3）上消化道出血　此类并发症并不多见，一旦发生后果较为严重。

①插管操作动作熟练、轻柔,必要时使用专业导丝,以防引起机械性损伤;患者出现剧烈恶心、呕吐时,暂停插管,让患者休息片刻,待恶心、呕吐缓解后再缓缓将胃管送入,切勿强行插管。

②负压引流无液体引出时,要检查胃管是否通畅,如不通畅可向胃管内注入少许的生理盐水再回抽,不可盲目回抽。

③如发现引流液有鲜红色液体,及时报告医生,遵医嘱给予补充血容量及制酸、止血治疗;同时加强口腔护理。

④早期可行急诊胃镜检查,及早确定出血部位。根据引起出血的原因,采取不同的胃镜下介入治疗方法,如给予冰盐水加去甲肾上腺素,冲洗胃腔以促进止血;钛夹止血;生物蛋白胶喷洒止血;注射止血合剂止血等。

⑤如上述措施无效,出血不止者可考虑选择性血管造影,采用明胶海绵栓塞出血血管;内科治疗无效者,行外科手术治疗。

(4)声音嘶哑

①选择粗细合适、质地较柔软、表面光滑的胃管以减轻局部的刺激。勿强行插管,不宜来回抽插胃管及反复插管。

②胃肠减压过程中,嘱患者少说话,使声带得到充分的休息。遇剧烈咳嗽、呕吐时,先用手固定胃管,以防胃管上下移动。必要时使用止咳、止吐药物,以减轻咳嗽、呕吐症状。

③出现声音嘶哑者,注意加强口腔护理及雾化吸入,保持局部的湿润。

④药物疗法：可用类固醇激素（如地塞米松）及抗生素雾化吸入，以减轻水肿、营养神经。

(5)呼吸困难

①插管前耐心向患者做好解释，讲解插管的目的及配合方法，以取得其理解和配合。插管过程中，严密观察病情变化，如患者出现呛咳、呼吸困难等症状，立即停止插管，检查胃管有无盘旋在口腔内或误入气管，一旦证实立即拔出胃管，让患者休息片刻再重新插管。

②对于昏迷患者可按昏迷患者胃管插入法进行插管，如插管困难，可在胃管内置导丝或请医生在胃镜配合下插管。

③反复多次插管或长时间胃肠减压留置胃管的患者，可给予糜蛋白酶或地塞米松雾化以消除喉头水肿。

④根据引起呼吸困难的原因，采取相应的处理措施，必要时给予氧气吸入。

(6)低钾血症

①遵医嘱纠正电解质紊乱。

②持续胃肠减压患者，经常检测血钾的浓度。

第七节　大量不保留灌肠技术

大量不保留灌肠是指将大量的液体灌入肠道的操作方法，主要用于解除便秘、肠胀气；清洁肠道，为肠道手术、检查或分娩做准备；稀释并清除肠道内的有害物质、减轻中毒；灌入低温液体，为高热患者降温。

一、适应证

1. 便秘、肠胀气。可刺激患者肠蠕动，软化粪便，解除便秘，排除肠内积气，减轻腹胀。

2. 为手术、分娩或者检查的患者做准备，清洁肠道。

3. 稀释和清除肠道内的有害物质，减轻中毒情况。

4. 发热及中暑。灌入低温液体，为患者降温。

二、禁忌证

妊娠、急腹症、严重心血管疾病等患者禁忌灌肠。

三、操作方法

(一)操作准备

1. 评估患者并解释操作事宜　评估患者年龄、病情、意识、排便情况，心理状态及合作程度。向患者及家属解释灌肠的目的、方法、注意事项及配合要点。

2. 环境准备　温度适宜、光线充足，酌情关闭门窗，用屏风遮挡患者。

3. 护士准备　衣帽整洁，修剪指甲，卫生手消毒，戴口罩。

4. 患者准备　了解灌肠的目的、方法、注意事项及配合方法，操作前排尿。

5. 用物准备　一次性灌肠袋、弯盘、1000ml 量杯、灌肠液(遵医嘱准备软皂、生理盐水等)、医用液体石蜡、纱布、卫生纸、水温计、搅棒、一次性防水垫巾、橡胶手套；另备：便盆、输液架、屏风、医用垃圾桶、生活垃圾桶、执行单、手消毒液。

(二)操作步骤

1. 卫生手消毒,戴口罩,备齐用物携至患者床旁,核对患者床号、姓名、性别、年龄,请无关人员离开。

2. 关闭门窗,屏风遮挡,嘱患者排尿。

3. 协助患者取左侧卧位,脱裤至膝部,双膝屈曲,臀部移至床沿。

4. 将一次性垫巾垫于臀下,弯盘放臀边,盖好被子(年老或肛门括约肌失控患者取仰卧位,臀下垫以便盆)。

5. 戴手套。

6. 根据医嘱配置灌肠液,测量温度,注入一次性灌肠袋中,将灌肠袋挂于输液架上,调整输液架高度,使液面距肛门高度为40~60cm。

7. 取肛管并润滑前端,排出管内气体,关闭调节器。

8. 左手分开臀部,暴露肛门,右手将肛管轻轻插入直肠内7~10cm,若插入受阻,稍停片刻,再继续插入;然后左手固定肛管,右手打开调节器,使溶液缓缓流入,并观察反应。如液体流入受阻,可稍移动、挤压肛管,检查有无粪块阻塞。

9. 如患者感觉腹胀或有便意嘱其做深呼吸,可适当降低灌肠筒的高度或稍停片刻。

10. 待溶液将要灌完时,关闭调节器,拔出肛管放入弯盘内,置于治疗车下。擦拭肛门,嘱患者平卧,尽可能忍耐10min后再排便,以利于粪便软化。对不能下床者,应给予协助。

11. 帮助患者穿裤,整理床单位,协助患者取舒适卧位。

12. 打开门窗,撤去屏风,倒掉粪便,分类整理用物,放回原处。

13. 脱手套,洗手后记录灌肠结果:如灌肠后排便一次记录为1/E。

四、注意事项

1. 肝性脑病患者禁用肥皂水灌肠,以减少氨的产生和吸收;充血性心力衰竭患者或钠潴留患者禁用生理盐水灌肠,以减少钠的吸收。

2. 掌握灌肠的温度、浓度、流速、压力和液量,如为伤寒患者灌肠,溶液不得超过500ml,压力要低(液面距肛门不超过30cm);降温灌肠应保留30min后排出,排便后30min测体温,并记录。

3. 操作时尽量少暴露患者肢体,保护患者自尊心,并防止受凉。

4. 常用灌肠液:0.1% ~0.2%肥皂水或生理盐水,降温用等渗冰盐水;溶液用量:成人800 ~1000ml,儿童200 ~500ml;溶液温度:39℃ ~41℃,降温时用28℃ ~32℃,中暑时用4℃生理盐水。

五、并发症及处理

(1)肠道黏膜损伤

①患者诉肛门疼痛时,暂停灌肠。

②疼痛较轻者,嘱其全身放松,帮助其分散注意力,以减轻疼痛。

③疼痛剧烈者，应立即报告医生，予以对症处理。

（2）肠道出血

①患者一旦出现脉搏快、面色苍白、大汗、剧烈腹痛、心慌气促，可能发生了肠道剧烈痉挛或出血，应立即停止灌肠并嘱患者平卧，同时报告医生。

②严密观察患者的生命体征以及腹部情况，如发生肠穿孔、肠破裂，按肠穿孔、肠破裂处理。

③建立静脉输液通道，根据病情遵医嘱应用相应的止血药物或局部治疗。

（3）肠穿孔、肠破裂

①一旦发生肠穿孔、肠破裂，立即停止灌肠并嘱患者平卧，同时报告医生，进行抢救。

②立即建立静脉通道，积极完善术前准备，尽早手术。

③给予吸氧、心电监护，严密观察患者的生命体征。

（4）水中毒、电解质紊乱

①一旦发生水中毒、电解质紊乱，立即停止灌肠并使患者平卧，同时报告医生，进行抢救。

②立即建立两条静脉通道，为患者输注林格液及4%氯化钠注射液，以及补充电解质，运用甘露醇、呋塞米以减轻脑水肿。

③给予镇静剂，以减轻患者抽搐。

④给予胃肠减压，以减轻患者腹胀。

⑤给予吸氧、心电监护，严密观察患者生命体征的变化。

⑥密切观察尿量和尿比重。

⑦向患者解释和安慰患者家属，使之保持镇静。

（5）虚脱

①一旦发生虚脱,立即停止灌肠并嘱患者平卧、保暖,一般休息片刻可缓解或恢复正常。

②如与饥饿有关,清醒后给予口服糖水等措施。

③如休息片刻后未缓解,给予吸氧,必要时静脉注射葡萄糖等,症状可逐渐减缓。

(6)肠道感染

①根据大便检验结果和致病微生物情况,选择合适的抗菌药物。

②观察大便的量、颜色、性状等的变化并记录。

③根据医嘱应用抗菌药物。

第八节　吸痰法

一、经口、鼻腔吸痰法

(一)适应证

1. 患者无力咳嗽、咳痰,或不能充分排痰。用于清除咽喉部、气管内的分泌物及误吸的呕吐物,以避免和解除窒息及吸入性肺炎的发生。

2. 气管插管或气管切开术后患者,通过吸痰协助清理呼吸道。

3. 溺水。

4. 大量咯血。

(二)禁忌证

1. 颅底骨折患者禁用鼻导管吸痰。

2. 支气管严重的破裂、损伤。

3. 缺氧而未给氧者,除非确认缺氧是由于气道分泌物等堵塞所致。

(三)操作方法

1. 操作准备

(1)评估患者并解释操作事宜　评估患者年龄、病情、意识状况、心理状态及合作程度。向患者及家属解释吸痰的目的、方法、注意事项及配合要点。

(2)环境准备　温度适宜、光线充足、环境安静。

(3)护士准备　衣帽整洁,修剪指甲,卫生手消毒,戴口罩,必要时可佩戴护目镜及面屏。

(4)患者准备　了解吸痰的目的、方法、注意事项及配合方法。

(5)用物准备　无菌治疗盘 1 套(换药碗 2 个,分别放置无菌纱布和无菌盐水;消毒瓶 2 个,分别浸泡镊子和止血钳;弯盘、压舌板、开口器、舌钳、小纱布、治疗巾各 1 个;吸痰管数根)、吸氧装置、负压吸引器。

2. 操作步骤

(1)按要求着装,洗手,戴口罩。解除患者的顾虑,以取得合作,备齐用物,携至床旁,核对床号、姓名并做解释。

(2)评估吸痰指征。

(3)连接吸痰管与吸引器,检查吸引器性能是否良好,调节吸引器负压。

(4)检查患者口、鼻腔,取下活动义齿。

(5)打开吸痰管和生理盐水罐盖,两盖内侧对口放置。

(6)连接吸痰管并试吸:左手持橡皮管,右手持血管钳夹取吸痰管，连接于吸痰器的玻璃接头上，试吸少量生理盐水，放回血管钳。

(7)吸痰　右手持镊子夹住吸痰管，左手反折吸痰管末端，插入患者口腔或鼻腔，然后启动吸引器（松开吸痰管的末端），将吸痰管自下左右旋转，慢慢上提，以吸净痰液。吸痰管取出后在换药碗内用清水冲洗管内痰液。放回镊子，取下吸痰管放弯盘内。

(8)若痰液黏稠时给予拍背，必要时滴入化痰药物或蒸汽吸入、超声雾化吸入，之后再行吸痰。

(9)观察患者口腔黏膜有无破损，并按需要涂上冰硼散或其他治疗黏膜破溃的药物。清洁患者口、鼻腔，协助患者取舒适体位。

(10)整理床单位，清理用物，洗手。

(11)观察记录吸痰效果，痰液性质、痰量并签字。

(四)注意事项

1. 插管动作要轻柔、敏捷，切忌粗暴。

2. 吸痰管插入后，一次吸痰时间不宜超过15s，连续吸痰应重新更换消毒的吸痰管。一般每次总时间不超过2min。

3. 昏迷、神志不清者可用开口器和压舌板助其张口。

二、气管切开吸痰法

(一)适应证

同经口、鼻腔吸痰法。

（二）禁忌证

（1）支气管严重的破裂、损伤。

（2）缺氧而未给氧者，除非确认缺氧是由于气道分泌物等堵塞所致。

（三）操作步骤

1. 操作准备

（1）评估患者并解释操作事宜　评估患者年龄、病情、意识状况、心理状态及合作程度。向患者及家属解释吸痰的目的、方法、注意事项及配合要点。

（2）环境准备　温度适宜、光线充足、环境安静。

（3）护士准备　衣帽整洁，修剪指甲，卫生手消毒，戴口罩，必要时可佩戴护目镜及面屏。

（4）患者准备　了解吸痰的目的、方法、注意事项及配合方法。

（5）用物准备　气管切开护理盘一套（敷料罐 3 个，分别放置无菌开口纱布和整块纱布、无菌生理盐水；1∶5000 呋喃西林溶液浸泡无菌吸痰管数根；换药碗 1 个；消毒瓶 2 个，分别放置消毒镊子和止血钳；弯盘；必要时备 0.25% 氯霉素眼药水；棉签；75% 乙醇）、吸氧装置、负压吸引器，必要时备超声雾化器和无菌手套。

2. 操作步骤

（1）按要求着装，洗手，戴口罩，必要时戴手套。

（2）携用物至床旁，核对床号、姓名并做解释。

（3）评估吸痰指征。

（4）打开吸引器开关，检查吸引器各管道连接是否正确、吸引器性能是否良好，负压能否满足要求。

(5)双手打开盛有吸痰管和生理盐水的罐盖，两盖内侧对口放置。

(6)左手持橡皮管，右手持血管钳夹取吸痰管，连接于吸引器的接头上，试吸少量生理盐水，放回血管钳。

(7)吸痰　右手持镊子夹住吸痰管，左手反折吸痰管末端，待吸痰管插入咽喉部时，趁患者吸气时将吸痰管插入气管或所需深度，然后启动吸引器(松开吸痰管的末端)，将吸痰管自下左右旋转，慢慢上提，以吸净痰液。吸痰管取出后在换药碗内用无菌生理盐水冲洗管内痰液。放回镊子，取下吸痰管放入弯盘内。

(8)需要时，最后一次可将吸痰管自口腔和鼻腔吸出分泌物，用清水冲净吸痰管后放置弯盘内。行口腔护理。

(9)更换开口纱布　用镊子取下纱布观察伤口及分泌物情况，发现异常及时用乙醇棉签依次消毒切口周围，并报告医生。皮肤、气管套管及内管管口周围消毒顺序：由外向内。用血管钳取出开口纱布，操作要轻柔，避免牵拉。使开口向上，用镊子平整垫于气管套管下。

(10)气管内给药　根据医嘱滴入抗生素溶液3～5滴，痰液黏稠者可滴入糜蛋白酶溶液。

(11)遮盖气管套管外口　用血管钳夹出一块纱布，在生理盐水中浸湿，用左手捏住纱布下角，挤去多余的水分，抖开纱布，盖在气管套管外口。

(12)整理床单位，协助患者取舒适卧位，收拾用物。

(13)洗手。

(14)观察记录吸痰效果，痰液性质、痰量，并记录。

（四）注意事项

1. 每次吸引不超过 15s，吸痰时吸痰管不能上下移动，应左右旋转，向上提拉。吸引器瓶内痰液不能超过 2/3，应及时倾倒以免损坏吸引器。

2. 每吸痰一次应更换吸痰管。有条件者可采用密闭式吸痰法。密闭式吸痰管 24h 更换 1 次。

3. 吸痰顺序为先吸咽喉部，再吸口腔，最后吸鼻腔。

4. 更换开口纱布时的消毒顺序应由外向内。操作要轻柔，避免牵拉。

第七章　急救专科技术

第一节　心肺脑复苏术

心肺复苏术(cardiopulmonary resuscitation,CPR)是针对心脏、呼吸停止所采用的抢救措施,即应用胸外按压形成暂时的人工循环并恢复心脏自主搏动和血液循环,用人工通气代替自主呼吸并恢复自主呼吸,达到促进苏醒和挽救生命的目的。脑复苏是心肺功能恢复后,主要针对保护和恢复中枢神经系统功能的治疗,其目的是在心肺复苏的基础上,加强对脑细胞损伤的防治和促进脑功能的恢复,此过程决定患者的生存质量。

初级心肺复苏是对发生呼吸、心搏骤停患者实施心肺复苏急救的初始技术,目的是能够维持人体重要脏器的基本血氧供应,直至延续到建立高级生命支持或恢复自主心跳和呼吸。其关键要点包括胸外心脏按压、开放气道、人工通气(即 C－A－B),有条件时,可考虑实施电除颤治疗等。

一、适应证

因各种原因造成的心脏停搏(包括室颤、无脉性室速、无脉性电活动及心室静止)。

二、禁忌证

无绝对禁忌证。

三、操作方法

(一)基本步骤

1. *在安全情况下,快速识别和判断心搏骤停* 采取轻拍或摇动患者双肩的方法,并大声呼叫:“喂,你能听见我说话吗?”判断患者有无反应,同时立即检查呼吸和大动脉搏动。判断有无有效呼吸时,可观察患者面部、呼吸情形和胸廓有无呼吸起伏。成人和儿童检查其颈动脉,方法是示指和中指的指尖平齐并拢,从患者的气管正中部位向旁滑移2~3cm,在胸锁乳突肌内侧轻触颈动脉搏动。婴儿可检查其肱动脉。检查时间应至少5s但不超过10s。

2. *启动急救反应系统* 在院外,如果患者无反应,应立即呼叫帮助,请他人或通过手机拨打“120”,启动急救反应系统,有条件的同时获取自动体外除颤仪(AED)。在院内,判断患者无反应、无呼吸、无大动脉搏动时,应立即呼叫医护团队或紧急快速反应小组,获取除颤器等急救设备与物品。

3. *胸外心脏按压* 让患者仰卧于坚实的平面上,头部位置尽量低于心脏,使血液容易流向头部。如果患者躺卧在软床上,应将木板放置在患者身下,以保证按压的有效性。为保证按压时力量垂直作用于胸骨,施救者可根据患者所处位置的高低,采取跪式或站式(需要时,用脚凳垫高)等不同体位进行按压。

(1)体位　患者必须平卧,背部置于硬物上。

(2)部位　成人胸外按压的部位是在胸部正面,胸骨的下半部,相当于两乳头连线之间的胸骨处(婴儿按压部位在两乳头连线之间稍下方的胸骨处)。

(3)方法　施救者一只手的掌根部放在按压位置,另一只手叠放在这只手上,两手手指交叉紧紧相扣,手指尽量向上,保证手掌根部用力在胸骨上,避免发生肋骨骨折。按压时,身体稍前倾,双肩在患者胸骨正上方,双臂绷紧伸直,以髋关节为支点,依靠肩部和背部的力量垂直向下用力按压。按压和放松的时间大致相等。按压时应高声匀速计数。

(4)高质量心肺复苏要点

①保证按压频率和按压深度:按压的频率为 100 ~120/min(15 ~18s 完成 30 次按压),按压深度至少为 5cm 但不超过 6cm,应避免过度按压和按压深度不足。8 岁以下患儿按压深度至少达到胸廓前后径的 1/3,婴儿大约 4cm,儿童大约为 5cm,当按压频率大于 120/min,按压深度会随着频率增加而减少。

②按压期间,保证胸廓完全回弹:按压放松时,手掌根部既不要离开胸壁,也不要倚靠在患者胸壁上施加任何压力。因为在心肺复苏的按压过程中,只有当按压放松使胸壁恢复到自然位置时,胸廓才可以完全回弹。胸壁回弹产生胸内负压,静脉血回流到心脏,增加心脏的血流。按压间期倚靠在胸壁上会导致胸壁无法完全回弹。不完全的胸壁回弹可使胸膜腔内压增加,导致回心血量和心肌血流减少,冠脉灌注压降低,影响复苏效果。

③尽量减少胸外按压中断:应尽量减少胸外按压中断

的次数及缩短每次中断的时间，或尽可能将中断控制在 10s 以内，以增加胸外按压时间比，使其至少能达到 60%。胸外按压时间比是指实施胸外按压的时间占总体复苏时间的比率。设置胸外按压时间比的目标是尽可能减少胸外按压的中断，从而增加在 CPR 过程中冠脉灌注与血流。可以通过减少胸外按压的停顿而增加胸外按压时间比。

④不要过度通气：在心肺复苏过程中，人工通气的目的是维持血液足够的氧合和充分清除二氧化碳，但不应给予过频过多的通气。其理由是 CPR 期间，肺血流量大幅度减少，为维持正常的通气/血流比例，通气量不宜过大。另外，过频过多的通气将增加胸腔内压力，减少静脉回心血量，降低心输出量。过多通气亦可导致胃胀气、胃内容物反流，误吸性肺炎的风险加大。此外，胃胀气使膈肌抬高，限制肺的活动，降低呼吸系统的顺应性。

对于未置入高级气道的成年患者，不论单人与双人心肺复苏，按压与通气之比均为 30∶2。对于儿童和婴儿，单人心肺复苏时，按压通气比例同成人，当双人心肺复苏时，按压/通气比例为 15∶2，因为儿童和婴儿发生心搏骤停多是由于呼吸因素所致。

⑤按压者的更换：为保证高质量的胸外按压，避免按压者疲劳和胸部按压质量降低，有两个或多个施救者时，应每 2 分钟改变按压和通气的角色。有 AED 时，提示“分析心律”时交换角色。换人操作时间应在 5s 内完成，以减少胸部按压间断的时间。

高质量的胸外按压有利于冠状动脉和脑动脉得到灌注。如果按压频率和深度不足、按压间断过久或过于频繁，加之过度通气使胸腔内压增高,可减少回心血量,继而影响心输出量和重要器官的血液灌注,最终降低复苏的成功率。

4. 开放气道(airway,A)　常用开放气道方法包括:①仰头抬颏法:适于没有头和颈部创伤的患者。患者取仰卧位,施救者站在患者一侧,将一只手置于患者前额部用力使头后仰,另一只手示指和中指置于下颏骨部向上抬/颌,使下颌角、耳垂连线与地面垂直。②托颌法:此法开放气道适用于疑似头、颈部创伤者。患者平卧,施救者位于患者头侧,两手拇指置于患者口角旁,其余四指托住患者下颌部位,在保证头部和颈部固定的前提下,用力将患者下颌向上抬起,使下齿高于上齿。

5. 人工通气(breathing,B)　如果患者没有呼吸或不能正常呼吸(或仅是叹息),应立即给予口对口、口对面罩等人工通气。

(1) 口对口人工通气　在保持气道通畅和患者口部张开的位置时进行。施救者用置于患者前额的手拇指与示指捏住患者鼻孔,用口唇把患者的口完全罩住,进行缓慢人工通气。施救者实施人工通气前,正常吸气即可,不需要深吸气。通气完毕,施救者应立即脱离患者口部,同时放松捏闭患者鼻部的手指,使患者能从鼻孔呼出气体。

采取口对口人工通气时,一定注意应用合适的通气防护装置,既能保证通气效果又能有效保护施救者。目前,市场上有多种商品可供选择。

(2) 口对面罩通气　其方法是单人施救者在心搏骤停患者的一侧,完成 30 次胸外按压之后,将面罩置于患者口鼻部,使用靠近患者头顶的手,将示指和拇指放在面罩的两侧边缘，将另一只手的拇指放在面罩的下缘固定，封闭好面罩，其余手指置于下颌骨边缘提起下颌，进行仰头提颏，以开放气道。施救者经面罩通气至患者胸廓抬起，然后将口离开面罩，使患者呼出气体。

每 30 次按压后，通气 2 次，每次通气应持续 1s，使胸廓明显起伏，保证有足够的气体进入肺部，但应注意避免过度通气。如果患者有自主循环存在，但需要呼吸支持，人工通气的频率为每分钟 10 ~ 12 次（即每 5 ~ 6 秒钟给予人工通气 1 次，婴儿和儿童的通气频率为 12 ~ 20/min）。

上述通气方式只是临时性抢救措施，应尽快获得团队人员的支持，应用球囊－面罩进行通气或建立高级气道（气管内插管）给予机械辅助通气与输氧，及时纠正低氧血症。

6. 早期电击除颤（defibrillation，D）　由于室颤是非创伤心搏骤停患者最常见的心律失常，除颤是终止室颤最迅速有效的方法。除颤的机制是利用除颤仪在瞬间释放高压电流经胸壁到心脏，使心肌细胞同时除极，终止导致心律失常的异常折返或异位兴奋灶，从而恢复窦性心律。CPR 的关键起始措施是胸外按压和早期除颤。所以，如果具备 AED 应该联合应用 CPR 和 AED。

除颤有时间效应，每延迟除颤 1min，复苏成功率下降 7% ~ 10%，故尽早除颤可显著提高复苏成功率。但对非目击情况下发生的心搏骤停者（ >4min），则应先进行 5 个循环 30∶2（大约 2min）的 CPR，然后再给予除颤，其目的是先使心脏获得灌注，从而使除颤更有效。除颤之后应立即给予 5 个循环 30∶2 的高质量 CPR 后再检查脉搏和心律，必要时再进行另一次电击除颤。高能量的除颤一次即可消除

90%以上的室颤。如果除颤不能消除室颤,则此种室颤可能属于低辐波类型,通常是因为心肌缺氧。所以,应先进行2min的CPR,使心肌恢复供氧后再分析心律,决定是否除颤。

目前生产的AED和手动除颤仪几乎都是双相波除颤仪,除颤能量为120～200J。使用单相波除颤仪时除颤能量为360J。后续除颤能量相同或选择更高能量。婴儿与儿童除颤理想能量目前仍不清楚,但认为合理的除颤能量是2～4J/kg。首剂量可先考虑2J/kg,后续电击能量为4J/kg或更高级别能量,但不能超过10J/kg或成人剂量。

(二)不实施心肺复苏的情况

一般情况下,发现心搏骤停患者应立即实施CPR。但在下列情况下可以不实施CPR:①施救者施救时可能造成自身严重损伤或处于致命的危险境地(如传染性疾病);②存在明显不可逆性死亡的临床特征(如身体僵直、尸斑、斩首、身体横断、身体腐烂);③患者生前有拒绝复苏遗愿:此项应根据具体情况谨慎决定。

(三)心肺复苏效果的判断

判断心肺复苏是否有效,可注意观察:①颈动脉搏动。停止按压后,触摸颈动脉有搏动,说明患者自主循环已恢复。如停止按压,搏动亦消失,则应继续进行胸外按压。按压期间,每一次按压可以摸到一次大动脉搏动,说明按压有效。②自主呼吸出现。如果复苏有效,自主呼吸亦可能恢复。③瞳孔。复苏有效时,瞳孔由散大开始回缩,如瞳孔由小变大、固定,则说明复苏无效。④面色及口唇。复苏有效时，可见面色由发绀转为红润。如若变为灰白，则说明复苏无效。⑤神志。复苏有效，可见患者有眼球活动，睫毛反射与对光反射出现，甚至手脚开始抽动，肌张力增加。

四、注意事项

1. 评估患者的大动脉搏动时间控制在 5 ~ 10s。

2. 胸外心脏按压定位要准确，成人按压部位在胸部正中，胸骨的下半部，两乳头连线之间的胸骨处。

3. 胸外心脏按压频率在 100 ~ 120/min，按压深度在 5 ~ 6cm，每次按压后胸廓充分回弹，施救者必须避免在按压间隙倚靠在患者胸壁上，保证松开与按压的时间基本相等。

4. 在心肺复苏过程中，尽可能减少胸部按压中断的次数和持续时间，按压中断时间少于 10s。判断减少按压中断的标准是以胸外按压在整体心肺复苏中占的比例确定的，所占比例越高越好，目标比例至少为 60%。

5. 给予患者足够的通气，30 次心脏按压后 2 次人工呼吸，每次人工呼吸时间超过 1s，每次必须使胸部隆起。

6. 对于正在进行持续心肺复苏且有高级气道的患者，通气的速率建议简化为每 6 秒 1 次呼吸(每分钟 10 次呼吸)。

第二节　人工气道的建立

人工气道是指运用各种辅助设备及特殊技术在生理气道与空气或其他气源之间建立的有效连接，以保证气道通畅，维持有效通气。紧急人工气道技术大致可以分为确定性和非确定性人工气道。确定性人工气道是指能保证可靠的、有效的通气并适宜长时间使用,而非确定性人工气道则相反,但其具有操作简便,易于掌握的优点,常在急救早期救急时使用。

一、口咽通气管置入术

口咽通气管置入术是指将口咽通气管插入到口咽部,使其维持气道通畅的技术。

(一)适应证

1. 有自主呼吸的昏迷患者。

2. 舌后坠致呼吸道梗阻的昏迷患者。

3. 癫痫发作或抽搐时保护舌齿免受损伤。

4. 使用面罩球囊给氧时,徒手畅通气道无效时,口咽通气管能够抬起咽喉软组织,有利于肺通气及防治胃胀气。

5. 同时有气管插管时,取代牙垫作用。

(二)禁忌证

1. 口咽通气管不可用于清醒和半清醒患者,因其可引起恶心、呕吐、呛咳、喉痉挛和支气管痉挛等反射,导管移位时还会使气道梗阻。

2. 持续恶心、呕吐,有误吸危险的患者。

3. 当患者有下列情况时应慎用:①口腔及上、下颌骨创伤。②咽部气道占位性病变。③喉头水肿、气管内异物、哮喘、咽反射亢进患者。④门齿有折断或脱落危险的患者。⑤呕吐频繁者。

（三）操作方法

1. 操作准备

（1）评估患者并解释操作事宜　评估患者年龄、病情、意识状况及口腔情况。向患者家属解释置入口咽通气管的目的、方法、注意事项。

（2）环境准备　温度适宜、光线充足、环境安静。

（3）护士准备　衣帽整洁，修剪指甲，卫生手消毒，戴口罩。

（4）患者准备　昏迷患者放平床头，协助患者取平卧位，头后仰，使口、咽、喉三轴线尽量重叠。清除口腔及咽部分泌物，保持呼吸道通畅。

（5）用物准备　选择合适的口咽通气管，长度为口角至耳垂或下颌角的距离。选择的原则是宁长勿短、宁大勿小，因为口咽通气管太短不能经过舌根而达不到开放气道的目的。

2. 操作步骤

（1）置管方法　常用的置管方法有两种，反向插入法和横向插入法。反向插入法时，把口咽通气管的咽弯曲部分向腭部插入口腔，当其内口接近口咽后壁时，即将其旋转180°，顺势向下推送，弯曲部分下面压住舌根，上面抵住口咽后壁。使用横向插入法时，将口咽通气管咽弯曲凹面部分朝向一侧的脸颊内部插入，然后在插入过程中朝着咽后壁旋转90°向下翻转口咽通气管，使口咽通气管弯曲部分凹面向下压住舌根进入。合适的口咽通气管位置应使其末端位于患者的上咽部，将舌根与口咽后壁分开，使下咽部到声门的气道通畅。

(2)检测人工气道是否通畅　以手掌放于口咽通气管外口,感觉有无气流,或以少许棉絮放于外口,观察有无随患者呼吸的运动。还应观察胸壁运动幅度和听诊双肺呼吸音。检查口腔,以防止舌或唇夹置于牙和口咽通气管之间。

3. 注意事项

(1)保持管道通畅　及时清理呼吸道分泌物,防止误吸,甚至窒息。注意密切观察有无导管脱出而致阻塞气道的现象。

(2)加强呼吸道湿化　口咽通气管外口可盖一层生理盐水纱布,既湿化气道又防止吸入异物和灰尘。

(3)监测生命体征　严密观察病情变化,随时记录,并备好各种抢救物品和器械,必要时配合医生行气管内插管术。

二、鼻咽通气管置入术

鼻咽通气管置入术是指将鼻咽通气管插入鼻咽部,使其维持气道通畅的技术。鼻咽通气管是一个类似于气管插管的软管道,适用于舌后坠所致的上呼吸道梗阻的患者。由于其对咽喉部的刺激性较口咽通气管小,清醒或浅麻醉患者更易耐受。

(一)适应证

1. 对于需要基础气道管理辅助装置的患者,鼻咽通气管可以用作口咽通气管的替代品。

2. 如插入口咽通气管存在很大技术难度或者危险时,

可使用鼻咽通气管，如存在咽反射、牙关紧闭、口腔周围大范围创伤或下颌有缝线的患者。

3. 各种原因引起的不完全性上呼吸道梗阻的患者。

4. 牙关紧闭，不能经口吸痰，防止反复经鼻腔吸引致鼻腔黏膜损伤者。

（二）禁忌证

（1）颅底骨折，脑脊液耳、鼻漏。

（2）鼻腔各种疾患，如鼻息肉、鼻腔畸形、鼻外伤、鼻腔炎症等。

（3）鼻腔出血或有出血倾向。

（三）操作方法

1. 操作准备

（1）评估患者并解释操作事宜　评估患者年龄、病情、意识状况及鼻腔情况。向患者及家属解释置入口咽通气管的目的、方法、注意事项及配合要点。

（2）环境准备　温度适宜、光线充足、环境安静。

（3）护士准备　衣帽整洁，修剪指甲，卫生手消毒，戴口罩。

（4）患者准备　了解置入鼻咽通气管的目的、方法、注意事项及配合方法。患者取仰卧位，便于观察鼻腔、呼吸及血氧饱和度等情况。

（5）用物准备　选择合适的鼻咽通气管。比较通气管的外径和患者鼻孔的内腔，使用尽可能大又易于通过鼻腔的导管，长度为鼻尖到耳垂的距离。

2. 操作步骤

(1)选择通畅的一侧鼻孔置入。插入前可在鼻腔内滴入适量血管收缩药物，如麻黄碱等，以减少鼻腔出血的风险。通气管表面涂以含局部麻醉药的医用润滑剂。将鼻咽通气管弯度向下、弧度朝上、内缘口向下，沿垂直鼻面部方向缓缓插入鼻腔，直至通气管的尾部抵住鼻腔外口，插入深度为13～15cm。插入动作应轻柔、缓慢，遇有阻力不应强行插入，可回撤1cm左右，稍稍旋转导管直至无阻力感再继续插入。

(2)再次评估气道是否通畅，气道通畅以解除舌后坠、鼾声消失、呼吸通畅为标准。固定置管成功后，妥善固定，以免脱出。

(四)注意事项

1. 保持鼻咽通气管通畅，每日做好鼻腔护理。鼻孔与鼻咽通气管间涂油，及时清除鼻腔分泌物。

2. 做好气道湿化，防止鼻黏膜干燥出血。

三、喉罩置入术

喉罩置入术是指将喉罩经口插入，使其勺状套囊口覆盖于喉的入口，可以行短时机械通气的技术。喉罩是介于面罩和气管插管之间的一种维持呼吸道通畅的新型装置，多由硅胶或塑料制成。

(一)适应证

1. 短时的外科手术。

2. 困难气道估计难以行气管内插管的患者。

3. 颈椎活动度差等原因引起气道异常，不宜用喉镜和气管内插管的患者。

4. 紧急情况下人工气道的建立和维持。

(二)禁忌证

1. 潜在呼吸道梗阻,如气管受压、气管软化。

2. 咽喉部存在病变,如局部肿瘤、脓肿、血肿、组织损伤等。

3. 存在增加胃内容物反流和呼吸道误吸风险,如未禁食、饱胃、肥胖、怀孕超过 14 周、多发创伤、急性胸腹部外伤、禁食前使用过阿片类药物、肠梗阻、食道裂孔疝等情况。

4. 张口度小喉罩不能放入,或不能耐受喉罩,频繁发生恶心、呕吐的患者。

5. 肺部顺应性下降或气道阻力增高者。

6. 长期机械通气。

(三)操作方法

1. 操作准备

(1)评估患者并解释操作事宜　评估患者年龄、病情、意识状况、口咽部情况。向患者及家属解释置入喉罩的目的、方法、注意事项及配合要点。

(2)环境准备　温度适宜、光线充足、环境安静。

(3)护士准备　衣帽整洁,修剪指甲,卫生手消毒,戴口罩。

(4)患者准备　了解置入喉罩的目的、方法、注意事项及配合方法。放平床头,协助患者取平卧位。

(5)用物准备　喉罩、20ml 注射器、润滑剂、负压吸引器、听诊器,静脉用镇静药物、简易呼吸器、胶布、手消毒液、护理记录单、医用手套。

2. 操作方法

(1)清除患者口腔内分泌物,若痰液较多,给予充分吸引。检查患者口咽部黏膜情况,有无破损、出血,取下活动义齿。

(2)检查气囊是否充气良好,再彻底放气,保证气囊无扭转。背侧需涂少量润滑剂。

(3)开放气道,使患者头部后仰,操作者左手牵引下颌以展宽口腔间隙。

(4)操作者右手持喉罩,示指及中指指端置于通气罩和通气管的连接处,使喉罩开口朝向下颌,将喉罩紧贴硬腭沿舌正中线将喉罩推至咽喉部后壁,直至不能再推进为止。

(5)根据喉罩型号不同,予适量充气,保证通气时无漏气。此时通气管道略有退出,甲状软骨和环状软骨处略有膨出。

(6)给予正压通气,观察胸廓有无起伏,听诊双肺呼吸音是否对称清晰,确认喉罩位置。

(四)注意事项

1. 润滑剂避免涂于喉罩气囊正面及开口处,避免喉罩移位,且防止润滑剂诱发喉痉挛。

2. 置入喉罩过程中,保证喉罩完全打开且导管处无打折,逐步送入,动作轻柔,防止造成损伤。应给予适当的镇静,避免刺激咽喉部反射引起恶心、呕吐等不良反应。

3. 确认喉罩位置无误后,放置牙垫,使用胶布妥善固定,防止移位及滑脱。

4. 正压通气时,气道压不宜超过 $20mmH_2O$,否则易发生漏气或胃胀气。

5. 一旦发生反流和误吸，应立即拔除喉罩，清理呼吸道。

6. 置入喉罩后，不能做托下颌的动作，避免诱发喉痉挛及喉罩移位。

四、环甲膜穿刺术

环甲膜穿刺术是在确切的气道建立之前，迅速提供临时路径进行有效气体交换的一项急救技术，是施救者通过用刀、穿刺针或其他任何锐器，从环甲膜处刺入建立新的呼吸通道，快速解除气道阻塞和(或)窒息的急救方法。当气管插管不成功或面罩通气不充分时，环甲膜穿刺是急诊非手术方式提供通气支持的紧急治疗措施。

(一)适应证

1. 急性上呼吸道完全或不完全阻塞，尤其是声门区阻塞，严重呼吸困难不能及时气管切开建立人工气道者。

2. 牙关紧闭，经鼻插管失败，为喉、气管内其他操作准备。

3. 气管内给药。

(二)禁忌证

1. 有出血倾向者。

2. 年龄未满 8 岁的儿童。

(三)操作方法

1. 操作准备

(1)评估患者并解释操作事宜　评估患者年龄、病情、意识状况及颈部情况。明确适应证,了解患者的凝血功能。向患者和家属解释环甲膜穿刺的目的、方法、注意事项及配合要点。

(2)环境准备　温度适宜、光线充足、环境安静。

(3)护士准备　衣帽整洁,修剪指甲,卫生手消毒,戴口罩。

(4)患者准备　取平卧或斜坡卧位,头部保持正中,尽可能使颈部后仰,暴露颈前区,不需局部麻醉。对清醒患者,要取得患者配合,解释进行环甲膜穿刺的目的及过程,减少顾虑。

(5)用物准备　环甲膜穿刺针或粗针头、T形管、吸氧装置。

2. 操作步骤　常规消毒环甲膜区的皮肤。确定穿刺位置,在环状软骨与甲状软骨之间正中可触及一凹陷,此即环甲膜。用左手示指和拇指固定此处皮肤,右手持针在环甲膜上垂直下刺,通过皮肤、筋膜及环甲膜,有落空感时,挤压双侧胸部,自针头处有气体逸出或抽吸易抽出气体,患者出现咳嗽,固定针头于垂直位。以T形管的上臂与针头连接,下臂连接氧气,也可以左手固定穿刺针头,以右手示指间歇地堵塞T形管上臂的另一端开口处而行人工呼吸。同时可根据穿刺目的进行其他操作,如注入药物等。

3. 术后处理　整理用物,医疗垃圾分类处置。

4. 洗手后做详细穿刺记录。

(四)注意事项

1. 环甲膜穿刺仅仅是呼吸复苏的一种急救措施,不能作为确定性处理。因此在初期复苏成功、呼吸困难缓解、危急情况好转后，应改作气管切开或立即做消除病因的处理（如清除异物等）。

2. 进针不宜过深，避免损伤气管后壁黏膜。

3. 环甲膜穿刺针头与T形管接口连接时，必须连接紧密不漏气。

4. 穿刺部位若有明显出血应及时止血，穿刺针留置时间不宜超过24h。

5. 环甲膜穿刺术是缓解气道阻塞的急救措施，应及时评估是否需要进行气管插管或气管切开术，解除患者的通气障碍。

6. 注射药物前，必须回抽空气，确定针尖在气道内，方可继续。

7. 快速注射药物，迅速拔出针头，避免患者吞咽及咳嗽时针尖移动损伤喉部黏膜。

8. 如遇血凝块或分泌物阻塞穿刺针头，可用注射器注入空气，或用少许生理盐水冲洗，以保证其通畅。

9. 部分患者环甲膜穿刺术后出现痰中带血，一般1～2d自然消失。

五、气管内插管术

气管内插管术是指将特制的导管经口或经鼻通过声门直接插入气管内的技术。通过气管内插管可有效清除呼吸道分泌物或异物，解除上呼吸道阻塞，进行有效人工呼吸，增加肺泡有效通气量，减少气道阻力及无效腔，为气道雾化或湿化提供条件。

(一)适应证

1. 呼吸、心搏骤停行心、肺、脑复苏者。

2. 呼吸功能衰竭需有创机械通气者。

3. 呼吸道分泌物不能自行咳出而需直接清除或吸出气管内痰液者。

4. 误吸患者行插管吸引,必要时做肺泡冲洗术者。

(二)禁忌证

气管插管没有绝对的禁忌证。但是当患者有下列情况时,操作应慎重:①喉头水肿或黏膜下血肿、急性喉炎、插管创伤引起的严重出血等;②颈椎骨折或脱位;③肿瘤压迫或侵犯气管壁,插管可导致肿瘤破裂者;④面部骨折;⑤会厌炎。

(三)操作方法

1. 操作准备

(1)评估患者并解释操作事宜　评估患者年龄、病情、意识状况及口咽部。若口腔分泌物较多,给予充分吸引。向患者和家属解释气管内插管的目的、方法、注意事项及配合要点。

(2)环境准备　温度适宜、光线充足、环境安静。

(3)护士准备　衣帽整洁,修剪指甲,卫生手消毒,戴口罩。

(4)患者准备　取仰卧位,垫薄枕将头部抬高10cm,头后仰,使口、咽、气管基本重叠于一条轴线。对呼吸困难或呼吸停止的患者,插管前使用简易呼吸器给予患者100%的氧气进行充分通气,以免因插管费时而加重缺氧。

(5)用物准备 不同型号的喉镜、气管导管、气管插管导丝、牙垫、气囊压力表、负压吸引器、一次性无菌吸痰管、胶布、简易呼吸器、听诊器、手消毒液、护理记录单、无菌手套、一次性注射器。

2. 操作步骤

(1)插管前检查所需物品是否齐全、性能良好,如喉镜光源、导管气囊等。

(2)选择合适型号的导管,置入管芯,确保管芯位于离气管导管前端开口 1cm 处。

(3)操作者右手提颏张口并拨开上下唇,左手持喉镜,从右嘴角斜形置入。镜片抵咽喉部后转至正中位,将舌体推向左侧,此时可见到悬雍垂(此为声门暴露的第一个标志),然后顺舌背将喉镜片稍深入至舌根,稍稍上提喉镜,即可看到会厌的边缘(此为声门暴露的第二个标志)。看到会厌边缘后,如用弯形喉镜片,可继续稍深入,使喉镜片前端置于会厌与舌根交界处,然后上提喉镜即可看到声门(注意以左手腕为支撑点,而不能以上门齿作为支撑点)。

(4)充分吸引视野处分泌物。

(5)右手以持笔式持气管导管,沿患者的右口角置入,在明视声门的情况下将导管插入声门后,迅速拔除管芯,继续置管,直到气管导管的套囊进入声带下 3 ~ 4cm 的位置。

(6)确认导管在气管内,安置牙垫,拔出喉镜。采用最小闭合容积法或最小漏气技术对气囊进行充气,直至通气时气囊周围无漏气,或测量气囊压力不超过 25 ~ 30cmH_2O,以此决定注入气囊的气体量,一般需注入 5 ~ 10ml 气体。轻压胸廓导管口感觉有气流,连接简易呼吸器压入气体,观察胸廓有无起伏,同时听诊两肺呼吸音是否存在和对称。有条件可将气管导管与 CO_2 探测器或呼气末 CO_2 监测仪相连,出现正常的 $P_{ET}CO_2$ 波形是气管导管位于气管内的可靠指标。

(7)用长胶布妥善固定导管和牙垫,气囊充气后连接人工通气装置。

(8)术后处理　整理用物,医疗垃圾分类处置。

(9)洗手后做详细记录。

(四)注意事项

1. 插管时,尽量使喉部充分暴露,视野清楚,动作轻柔、准确,以防造成损伤。

2. 动作迅速,勿使缺氧时间过长而致心搏骤停。

3. 操作者插管操作熟练,尽量减少胃扩张引起的误吸,30s 内插管未成功应先给予 100% 氧气吸入后再重新尝试。

4. 导管插入深度合适,太浅易脱出,太深易插入右总支气管,造成单侧肺通气,影响通气效果。置管的深度,自门齿起计算,男性为 22 ~ 24cm,女性为 20 ~ 22cm。气管导管顶端距气管隆嵴大约 2cm。小儿可参照公式:

插管深度(cm) = 年龄/2 + 12。

应妥善固定导管,每班记录导管置入长度。

5. 评估患者是否存在非计划性拔管的危险因素,例如插入深度、导管的固定情况、气囊压力、吸痰管的选择、气道湿化、呼吸机管路支架的固定、患者躁动、心理状况等,及时制订防范计划,并做好交接班。

第三节 气管异物清除术——Heimlich 手法

气道异物阻塞是导致窒息的紧急情况,如不紧急处理,往往危及生命。Heimlich 手法是一种简便有效的抢救食物、异物卡喉所致窒息的急救方法。通过给膈肌下软组织以突然向上的压力,驱使肺内残留的空气形成气流快速进入气管,去除堵在气管内的食物或异物。

一、适应证

因食物或者异物卡喉窒息的患者。

二、气道异物梗阻的征象

1. 气道部分阻塞者,患者能用力咳嗽,但咳嗽停止时出现喘息。气道完全阻塞者,患者不能说话和咳嗽,出现痛苦表情并用手掐住自己的颈部。

2. 亲眼目睹异物被吸入者。

3. 昏迷患者在开放气道后,仍无法进行有效通气者。

以上情况中,如患者出现特有的“窒息痛苦样表情”(手掐咽喉部“V”形手势),此即 Heimlich 征象。此时应立即询问,“你卡着了吗?”如患者点头表示肯定,即可确定发生了呼吸道异物阻塞。如无以上表情,但观察到患者具有不能说话或呼吸,面色、口唇青紫,失去知觉等征象,亦可判断为呼吸道异物阻塞,应立即施行 Heimlich 手法施救。

三、操作方法

(一)操作准备

清醒患者取立位或坐位,昏迷患者取平卧位。

(二)操作步骤

1.成人气道异物梗阻的处理

(1)腹部冲击法(Heimlich 手法)　用于神志清楚的患者,此方法也适用于1岁以上的儿童。施救者站于患者身后,用双臂环抱其腰部,一手握拳,以拇指侧紧顶住患者腹部,位于剑突与脐的腹中线部位,另一只手紧握该拳,用力快速向内、向上冲击腹部,反复冲击直至异物排出。

患者自救方法:手握拳,用拳头拇指侧顶住腹部,部位同上,另一只手紧握该拳,快速、用力向内、向上冲击腹部。

如果不成功,患者应迅速将上腹部倾压于椅背、桌沿、护栏或其他硬物上,然后用力冲击腹部,重复动作,直至异物排出。

(2)胸部冲击法　当患者是妊娠末期或过度肥胖时,施救者无法用双臂环抱患者腰部,可使用胸部冲击法代替 Heimlich 手法。施救者站在患者身后,上肢放于患者腋下,将患者胸部环抱。一只拳的拇指侧在胸骨中线,避开剑突和肋骨下缘,另一只手握住拳头,向后冲击,直至把异物排出。

(3)对意识丧失者的施救方法　施救者应立即开始 CPR,按30:2的按压/通气比例操作。如果通气时患者胸部无起伏,重新摆放头部位置,注意开放气道,再次尝试通气。

每次打开气道进行通气时，观察喉咙后面是否有堵塞物存在，如果发现易于移除的异物，小心移除；如异物清除困难，通气仍未见胸廓起伏，应考虑采取进一步的抢救措施，开放气道。

2. 小儿气道异物梗阻的处理　对于有意识的1岁以上儿童发生气道梗阻时的处理方法同成人的Heimlich手法。对于有反应的婴儿推荐使用拍背/冲胸法，即施救者取坐位，前臂放于大腿上，将患儿俯卧位于其上，手指张开托住患儿下颌并固定头部，保持头低位；用另一只手的掌根部在婴儿背部肩胛区用力叩击5次，拍背后保护婴儿颈部。小心将婴儿翻转过来，使其仰卧于另一只手的前臂上，前臂置于大腿上，仍维持头低位，实施5次胸部冲击，位置与胸外按压相同，每次1s。如能看到患儿口中异物，可小心将其取出；不能看到异物，重复上述动作，直至异物排出。对于意识丧失的小儿应立即实施CPR救治。

四、注意事项

1. 在腹部快速冲击过程中，如患者意识丧失，应立即开始心肺复苏，每次开放气道时检查异物是否排出。

2. 解除气道梗阻指征为患者恢复胸廓起伏，看到并从患者咽部移除异物。

3. 婴儿不可使用腹部快速冲击，怀孕或肥胖患者可实施胸部快速冲击。

第四节　球囊－面罩通气术

球囊－面罩又称简易呼吸器，是进行人工通气的简易工具。球囊－面罩通气具有供氧浓度高、操作简便等特点，与气管插管相比在改善组织缺氧方面同等有效。2019 AHA关于心肺复苏及心血管急救指南中指出，对成人心脏骤停进行CPR期间，任何情况下均可考虑球囊面罩通气或高级气道策略。

简易呼吸器由一个有弹性的球囊、三通呼吸活门、衔接管、储氧袋和面罩组成，在球囊后面空气入口处有单向活门，以确保球囊舒张时空气能单向流入，其侧方有氧气入口，连接氧气后，使用储氧袋，可以提高给氧浓度。

一、适应证

主要用于途中、现场或临时替代呼吸机的人工通气。

二、禁忌证

1. 中等以上活动性咯血。
2. 颌面部外伤或严重骨折。
3. 大量胸腔积液。

三、操作方法

（一）操作准备

1. 评估患者并解释操作事宜　评估患者年龄、病情、意识状况及口腔情况。若口腔分泌物较多,给予充分吸引。取下活动义齿。

2. 环境准备　温度适宜、光线充足、环境安静。

3. 护士准备　衣帽整洁,修剪指甲,卫生手消毒,戴口罩。

4. 患者准备　取去枕、头后仰体位。

5. 用物准备　选用大小合适的面罩,贴合口鼻从而得到最佳使用效果。外接氧气,应调节氧流量至氧气储气袋充满氧气(氧流量8~10L/min)。

(二)操作步骤

球囊-面罩通气术分为单人操作法和双人操作法,双人操作法通气效果优于单人法。通气术必须在呼吸道畅通的前提下使用,使用前开放气道,清除口腔中义齿与咽喉部任何可见的异物,松解患者衣领。

1. 开放气道

(1)仰头提颏法　将一只手置于患者前额,推动使其头部后仰。将另一只手示指和中指置于下颌的靠近颏部的骨性部分,提起下颌,使颏上抬。

(2)推举下颌法　将双手分别置于患者头部两侧,可将双肘置于患者仰卧的平面上。双手手指置于患者下颌角下方,并用力提起下颌,使下颌前移。如果患者双唇紧闭,可用拇指推开下唇。

(3)对无意识的患者　当开放气道操作(如仰头提颏法或推举下颌法)不成功,可使用口咽通气管保持气道通畅(操作步骤见第七章第二节中口咽通气管置入术部分)。

2. 球囊面罩辅助通气

(1)单人操作法(CE 手法)　操作者位于患者头部的后方,将患者头部向后仰,并托牢下颌使其朝上,保持气道通畅。将面罩扣在患者口鼻处,用一只手拇指和示指呈"E"形按压面罩,中指和无名指放在下颌下缘,小指放在下颌角后面,呈"E"形,保持面罩的适度密封,用另外一只手均匀地挤压球囊,送气时间为 1s,将气体送入肺中,待球囊重新膨胀后再开始下一次挤压,保持适宜的吸气/呼气时间。若气管插管或气管切开患者使用简易呼吸器,应先将痰液吸净后再应用。

(2)双人操作法(双 CE 手法)　由一人固定或按压面罩,方法是操作者分别用双手的拇指和示指放在面罩的主体,中指和无名指放在下颌下缘,小指放在下颌角后面,将患者下颌向前拉,伸展头部,畅通气道,保持面罩的适度密封,由另一个人挤压球囊。

3. 观察气道有无梗阻,胸廓有无起伏,每次急救呼吸时间均需持续 1s。

四、注意事项

1. 使用简易呼吸器前应确保呼吸道通畅。

2. 挤压球囊时应根据气囊容量、患者病情、年龄、体质等决定,通气量以见到胸廓起伏即可,为 400 ~ 600ml。

3. 美国心脏协会建议,如果成人患者有脉搏,每 5 ~ 6 秒给予 1 次呼吸(10 ~ 12/min);如果没有脉搏,使用 30∶2 的比例进行按压通气;如果建立了高级气道,可以每 6 秒钟进行一次人工通气(即每分钟10次通气)。如果患者尚有微弱呼吸,应注意挤压球囊的频次和患者呼吸的协调,尽量在患者吸气时挤压气囊,避免在患者呼气时挤压气囊。

4. 使用时间不宜过长。受人为因素的影响,如果长时间使用,易使通气量不足,必须及时行气管插管。

5. 使用简易呼吸器过程中,应密切观察患者通气效果、胸腹起伏、皮肤颜色、听诊呼吸音、生命体征和血氧饱和度等参数。

第五节　除颤术

心脏电复律是用电能治疗异位性快速心律失常使之转复为窦性心律的一种方法。根据发放脉冲是否与心电图的R波同步,分为同步电复律和非同步电复律。启用同步触发装置用于转复心室颤动以外的各类异位性快速心律失常,为同步电复律。不启用同步触发装置,可在任何时间放电,主要用于转复心室颤动,为非同步电复律,亦称除颤。除颤是利用高能量的脉冲电流,在瞬间通过心脏,使全部或大部分心肌细胞在短时间内同时除极,抑制异位兴奋性,使具有最高自律性的窦房结发放冲动,恢复窦性心律。根据电极板放置的位置,除颤还可分为体外和体内两种方式,后者常用于急症开胸抢救者。

一、适应证

主要是心室颤动、心室扑动或无脉性室性心动过速者。

二、禁忌证

能扪及脉搏的患者、心电图分析显示心室静止、无脉性电活动者。

三、操作方法

(一)操作准备

1. 评估患者并解释操作事宜　评估患者年龄、病情、意识状况。确定心电情况,确认患者为心室颤动或无脉性室性心动过速,需要电除颤。向家属解释以配合工作,并了解有无安装起搏器。

2. 环境准备　温度适宜、光线充足、环境安静。

3. 护士准备　衣帽整洁,修剪指甲,卫生手消毒,戴口罩。

4. 患者准备　除颤仪未到前对患者进行高质量CPR,除颤仪到后确认患者去枕仰卧于硬板床上,去除身上的金属及导电物质,松开衣扣、暴露胸部。

5. 用物准备　除颤仪,导电糊一支或4～6层生理盐水纱布,简易呼吸器,吸氧、急救药品等抢救物品。

(二)操作步骤

1. 评估

(1)确定心电情况　监测、分析患者心律,确认心室颤动或无脉性室性心动过速,需要电除颤。

(2)呼救,记录抢救开始时间。

2. 连接除颤仪电源,开机,将旋钮调至"ON"位置,机器设置默认“非同步”状态。

3. 选择能量　根据不同除颤仪选择合适的能量，单相波除颤仪为360J，双相波除颤仪为120～200J或根据厂家推荐。如不清楚厂家推荐，选择可调的最高功率。儿童除颤能量按体重2J/kg，第二次可增加至4J/kg。

4. 将专用导电糊涂于电极板上，或每个电极板垫以4～6层生理盐水湿纱布。

5. 正确放置电极板　①前－侧位：A电极板放在左乳头外下方或左腋前线第5肋间（心尖部），S电极板放在胸骨右缘锁骨下第2～3肋间（心底部），此法因迅速便利而更为常用，适用于紧急情况。②前－后位：A电极板在左侧心前区标准位置，而S电极板置于左/右背部肩胛区，此方法适用于电极贴片。上述两种方法均能够使电极板的最大电流通过心肌，且需用较少电能，以减少潜在的并发症。

6. 两电极板充分接触皮肤并稍加压（如涂有导电糊，应轻微转动电极板，使导电糊分布均匀），压力约5kg（电极板指示灯显示绿色）。

7. 再次评估心电示波，确认是否存在心室颤动、心室扑动或无脉性室性心动过速。

8. 充电　按下“充电”按钮，将除颤仪充电至所选择的能量。

9. 放电前确认环境安全，高喊“大家离开”，并查看自己与病床周围，确保操作者与周围人无直接或间接与病床或患者接触。

10. 放电　操作者两手拇指同时按压电极板“放电”按钮进行电击。注意电极板不要立即离开胸壁，应稍停留片刻。

11. 除颤后，大多数患者会出现数秒钟的非灌流心律，需立即给予5个循环（大约2min）的高质量胸外心脏按压，增加组织灌注。

12. 再次观察心电示波，了解除颤效果；必要时再次准备除颤。

13. 除颤后处理

（1）擦干患者胸壁的导电糊或生理盐水，整理床单位。

（2）关闭开关，断开电源，清洁电极板，更换电极板外覆盖纱布，除颤器充电备用。

（3）留存并标记除颤时自动描记的心电图纸。

四、注意事项

1. 除颤前要识别心电图类型，以正确选择除颤方式。

2. 电极板放置部位要准确；如带有植入性起搏器，应避开起搏器部位至少10cm。

3. 导电糊涂抹均匀，两块电极板之间的距离应超过10cm，不可用耦合剂替代导电糊。

4. 保持皮肤清洁干燥，避免在皮肤表面形成放电通路，防止灼伤皮肤。

5. 消瘦患者可用生理盐水纱布替代导电糊。

6. 电极板与患者皮肤密切接触，两电极板之间的皮肤应保持干燥，以免灼伤。

7. 放电前一定确保任何人不得接触患者、病床及与患者接触的物品，以免触电。

8. 除颤仪开机时，默认心电示波为P导联，操作者可根据实际需要对导联进行调节。

9. 除颤仪用后应保持清洁，擦掉电极板上的导电糊，防止生锈，影响除颤功能。

10. 保持除颤仪处于完好备用状态，定点放置，定期检查其性能，及时充电。

第六节　动静脉穿刺置管术

一、动脉穿刺置管术

动脉穿刺置管术（arterial puncture tube insertion）指经皮穿刺动脉并留置导管在动脉（如桡动脉、肱动脉、股动脉）腔内，经此通路进行治疗或监测的方法。

（一）适应证

1. 危重患者需行有创血流动力学监测者，如有创动脉血压监测和PICCO（经肺热稀释脉搏轮廓分析法）监测等。

2 需反复采集动脉血进行血气分析监测者。

3. 经动脉施行某些检查或治疗，如选择性动脉造影、心血管疾病的介入治疗及经动脉行区域性化疗等。

（二）禁忌证

1. 凝血功能障碍，有出血倾向者。

2. 穿刺部位感染、损伤及有明确血栓形成的肢体。

3. 穿刺处血管闭塞或严重病变者。

4. 脉管炎患者。

5. Allen试验提示桡动脉和尺动脉之间侧支循环不良，不宜穿刺。

(三)操作方法

1. 操作准备

(1)评估患者并解释　评估患者年龄、病情、意识状况及穿刺部位皮肤状况。向患者和家属解释动脉穿刺置管术的目的、方法、注意事项及配合要点。

(2)环境准备　温度适宜、光线充足、环境安静。

(3)护士准备　衣帽整洁,修剪指甲,卫生手消毒,戴口罩。

(4)患者准备　清洁皮肤,更换清洁衣裤,进行排尿、排便。

(5)用物准备　治疗车、肝素盐水、利多卡因,动脉穿刺包(内含无菌手术衣、无菌治疗巾、手术洞巾 1 块、无菌纱布 4 ~6 块、无菌手套)、1ml 注射器 1 支、动脉套管针 1 根、肝素帽或无针接头 1 个、动脉压检测仪及导管。其他与操作目的相关的用物。

2. 操作步骤

(1)核对医嘱及患者身份,携用物至床旁,洗手。

(2)选择穿刺动脉,触摸动脉搏动最明显处,以桡动脉为首选。桡动脉穿刺点位于肱桡肌腱和桡侧腕屈肌腱之间,从腕部到远端桡骨头 2cm 处。股动脉穿刺点定位由髂前上棘至耻骨联合连一直线,在腹股沟韧带水平的中点稍下方可触及股动脉的搏动最明显处。

(3)以穿刺点为中心消毒皮肤,直径≥20cm;穿无菌手术衣。戴无菌手套、铺洞巾、遵守最大无菌屏障原则。

(4)用肝素盐水检查动脉导管是否完好,排气备用。

(5)穿刺者手持动脉插管套针，将穿刺针与皮肤呈15°～30°穿刺，沿动脉走向进针，见鲜红血液喷出后将穿刺针尾压低至10°，向前推动穿刺针1～2mm，使穿刺针尖完全进入动脉管腔，然后将套管送入动脉，抽出针芯，接上测压连接管，用无菌敷料固定导管并做好记录和标识。必要时可在穿刺前行穿刺点局部麻醉。对婴幼儿、危重症、高龄等特殊患者，可采用超声引导下进行动脉穿刺。

(6)拔管　治疗完毕拔针后，立即用无菌纱布压迫穿刺处至少5min以上，防止出血。

3. *置管后维护*

(1)穿刺点无菌透明敷料至少每7天更换一次，无菌纱布敷料至少每2天更换一次；敷料受潮湿或有污染时，应立即更换。

(2)妥善固定穿刺针，防脱落引起出血及血肿形成。

(3)保证测压数值准确，压力换能器平腋中线第4肋间水平。

(4)加压充气袋保持300mmHg压力，保证冲洗液以3ml/h持续冲洗动脉导管，防止导管堵塞。

(5)肝素盐水需每天更换；测压套件可每周更换，有污染时随时更换。

(四)注意事项

1. 严格无菌操作原则，预防感染。

2. 留置期间予2～10U/ml肝素液持续冲洗，冲洗速度为2～3ml/h，以保证导管通畅。

3. 穿刺后妥善压迫，防止局部血肿或血栓形成。

4. 严密观察术侧远端手指或足趾的颜色、温度，评估有无远端肢体缺血。

5. 严格掌握适应证，每天评估导管留置的必要性，预防导管相关性感染。

6. 保证测压管道系统无菌，各个接头连接紧密，每次测压及抽取血标本后应立即用肝素盐水进行冲洗。

7. 测压前应行“零点”校正。

8. 并发症及处理。

(1)出血及血肿形成

发生原因：短时间内反复多次在同一处穿刺；操作技术不熟练，针头在皮下多次进退，损伤血管；针头穿通对侧血管壁；穿刺失败拔针后按压方法不正确，按压时间不足等。

临床表现：穿刺点周围皮肤瘀斑、青紫，甚至出现肿块，尤以次日表现更明显；清醒患者有疼痛、灼热感甚至肢体活动受限。

预防及处理：选择合适的穿刺部位，准确定位，避免盲目穿刺；避免同一部位反复穿刺；拔针后按压至少 5～10min，使用抗凝药的患者，压迫时间应延长；躁动患者应严密观察，必要时给予约束或镇静，以防导管或接头松脱导致出血。

血肿形成 24h 内宜冷敷，使局部血管收缩，利于止血并防止血肿进一步扩大；24h 后宜热敷促进血肿吸收。

(2)远端肢体缺血

发生原因：血栓形成、血管痉挛及局部长时间包扎过紧等。

临床表现：穿刺侧远端肢体麻木、疼痛、苍白、皮温低等，桡动脉或足背动脉搏动减弱。

预防与处理：桡动脉置管前需做 Allen 试验，判断尺动脉是否有足够的血液供应；穿刺动作轻柔稳准，避免反复穿刺造成血管壁损伤，必要时行超声定位直视下桡动脉穿刺置管；密切观察穿刺点远端手指的颜色与温度，发现肤色苍白、发凉及疼痛感等缺血征象时及时拔管；血栓形成影响血液供应者，可建立专用静脉通路给予尿激酶溶栓治疗，必要时请外科医生协助治疗。

(3)感染的表现为穿刺点发红、肿胀、脓性分泌物、破溃等。预防措施主要为严格无菌操作，密切观察，每日评估置管的必要性，尽早拔管。

二、深静脉穿刺置管术

深静脉穿刺置管术是抢救急危重症患者常用的一项基本技术，也是各种化疗、介入等治疗的基础。深静脉穿刺置管根据置管形式的不同分为中心静脉导管(central venous catheter，CVC)置入术、经外周静脉置入中心静脉导管(peripherally inserted central catheters，PICC)和完全植入式静脉输液港(totally implantable venous access port，TIVAP)。

CVC 指经锁骨下静脉、颈内静脉、股静脉穿刺置管，尖端位于上腔静脉或下腔静脉腔内，首选锁骨下静脉穿刺。经 PICC 指经上肢贵要静脉、肘正中静脉、头静脉、肱静脉(新生儿还可通过下肢大隐静脉等)穿刺置管，尖端位于上腔静脉或下腔静脉的一种方法，首选贵要静脉穿刺。临床上常用的穿刺技术有：传统置管技术、改良塞丁格置管技术和超声引导下的改良塞丁格技术。本节主要介绍传统置管技术。

（一）适应证

1. 监测中心静脉压的患者（PICC 非耐高压导管除外）。

2. 药物治疗（刺激性、高渗性或强酸、强碱药物）。

3. 胃肠外营养支持患者。

4. 外周静脉穿刺困难或无法满足需要者。

5. 需长期、反复静脉输液、输血者。

6. 输入高浓度、刺激性强的药物，如化疗药物、高浓度氯化钾、50% 葡萄糖等。

7. 行特殊检查、监测或治疗者。

（二）禁忌证

1. 凝血功能障碍或有腔静脉系统血栓形成史的患者。

2. 穿刺部位有感染、放射治疗史、血管外科手术史的患者。

3. 乳腺癌根治术后的患侧肢体不能置入 PICC 导管。

4 上腔静脉压迫综合征患者。

（三）操作方法

1. 操作准备

（1）评估患者并解释　评估患者年龄、病情、意识状况、穿刺部位皮肤状况及凝血功能。向患者和家属解释中心静脉置管的目的、方法、注意事项及配合要点。

（2）环境准备　温度适宜、光线充足、环境安静。

（3）护士准备　衣帽整洁，修剪指甲，卫生手消毒，戴口罩。

（4）患者准备　清洁皮肤，更换清洁衣裤，进行排尿、排便。

（5）用物准备　治疗车、肝素盐水、利多卡因、深静脉穿刺包或 PICC 穿刺包、静脉导管套件（内含穿刺套管针，扩张管、导丝、静脉导管）、10ml 注射器、5ml 或 1ml 注射器、肝素帽（正压接头或无针接头）1～2 个。其他与操作目的相关的用物。

2. 操作步骤

（1）核对医嘱及患者身份，查看相关化验报告，确认已签署置管知情同意书。备齐用物，携至患者床旁，洗手。

（2）协助患者体位　锁骨下静脉穿刺尽量取头低 15°的仰卧位，头转向穿刺对侧；颈内静脉穿刺取头低 15°～30°的仰卧位，头转向穿刺对侧；股静脉穿刺取仰卧位，穿刺侧大腿放平，稍外旋外展；PICC 置管取仰卧位，测量置管侧肘窝上 10cm 的上臂围直径和预置管长度（从肘关节预穿刺点沿血管走行至右胸锁关节再延长 4～5cm）。

（3）选择穿刺静脉，定位穿刺点

锁骨下静脉：首选右锁骨下静脉，分锁骨下和锁骨上两种进路穿刺。锁骨下进路：取锁骨中内 1/3 交界处，锁骨下方 1cm 处穿刺；锁骨上进路：取胸锁乳突肌锁骨头外侧缘，锁骨上方 1cm 穿刺。

颈内静脉：首选右颈内静脉。分胸锁乳突肌三角的顶端（距锁骨上缘 2～3 横指）处穿刺的中路进路，胸锁乳突肌前缘中点（距中线 3cm）穿刺的前路进路，取胸锁乳突肌外缘中、下 1/3 交界处穿刺的后路进路。

股静脉：先摸及腹股沟韧带和股动脉搏动处，在腹股沟韧带中、内 1/3 交界的外下方二横指（约 3cm）处，股动脉搏动点内侧 1cm 处。

（4）以穿刺点为中心消毒皮肤，直径≥20cm。执行静脉穿刺置管的任务清单，采用最大无菌屏障原则。

(5)用肝素盐水冲洗导管,检查导管完整性。

(6)置管

CVC 导管:先予 1ml 注射器抽吸利多卡因行穿刺局部浸润麻醉;再取抽吸有 0.9% 盐水的 10ml 注射器,连接穿刺针,穿刺进针,入皮下后推注少量的 0.9% 盐水,边缓慢进针边抽吸,至有落空感并吸出暗红色血液,提示已进入静脉。然后置入导管。①置入导丝:从穿刺针尾端置入导丝,用力得当,无用力。②拔出穿刺针沿导丝进扩皮器。③置导管:沿导丝置入导管,股置入深度不超过 12 ~ 15cm。④拔出导丝。

PICC 导管:在穿制点上方扎止血带,按需要行穿刺点局部麻醉,实施静脉穿刺,见回血后降低角度再进针少许,固定针芯,送入外导管,退出针芯,将导管缓慢送入至预测长度。

(7)抽回血,确认导管位于静脉内,行脉冲式冲管、封管后予无菌敷料固定;CVC 可行缝合固定并用无菌透明敷料固定或用其他装置无创固定导管。

(8)置管后处理　贴导管标签;整理用物,垃圾分类处理。PICC 置管者行 X 线摄片确定导管尖端位置。

(四)注意事项

1. 严格无菌操作,避免同一部位反复穿刺,以免形成血肿或血栓,预防感染。

2. 治疗间歇期应进行导管维护,无菌透明敷料至少每 7 天更换一次,无菌纱布敷料至少每 2 天更换一次;敷料受潮湿或有污染时,应立即更换。

3. 观察有无并发症发生,如血肿、血栓与栓塞、感染、堵管、局部皮肤过敏、管道折断、血气胸等，一旦发现及时处理。

4. 加强对患者的健康教育，告知患者勿擅自撕下贴膜，洗澡时避免浸湿敷料，避免高强度的手臂活动，防止管道滑出。

5. 每天评估留置导管。患者有发热时，应评估是否有导管相关性感染，必要时行相关检查。

第七节　外伤止血、包扎、固定、搬运术

一、止血术

血液是维持生命的重要物质，正常成人全身血量占体重的7% ~8%。短时间内大量出血可危及伤员生命或发生严重的并发症。因此，出血是最需要急救的危重症之一，止血术是急救中非常重要的技术。止血目的包括控制出血、保持有效循环血量、防止休克发生和挽救生命。

根据血管损伤的种类，伤口出血可分为动脉出血、静脉出血和毛细血管出血。动脉出血速度快、压力高、流量大，伤员可在短时间内因大量失血而危及生命，需尽快止血。静脉出血速度稍慢、量中等，比动脉出血易控制。毛细血管出血呈渗出性，危险性小。

(一)适应证

凡是出血的伤口都需止血。根据损伤血管不同，外伤出血大致可分为：

1. 动脉出血　出血压力高，可随心脏搏动从伤口向外喷射，呈鲜红色，如在短时间内出血量大，可危及生命。

2. 静脉出血　血液缓慢持续从伤口流出，暗红色，一般

可找到出血点。

3. 毛细血管出血　多看不清明显伤口，量较少。

（二）用物准备

根据出血性质不同，就地取材，采用不同止血措施。止血可用的器材很多，现场抢救中可用消毒敷料、绷带，甚至干净布料、毛巾等进行加压止血；充气止血带、止血钳等专用止血器械是较可靠的止血方法。

（三）操作方法

常用的止血方法有指压止血法、包扎止血法、加垫屈肢止血法、填塞止血法和止血带止血法。

1. 指压止血法　是用手指、手掌或拳头压迫伤口近心端动脉，以阻断动脉血运，达到临时止血的目的。因动脉血供有侧支循环，故指压止血法效果有限，属于应急止血措施。实施指压止血法时应准确掌握按压部位，压迫力度适中，以伤口不出血为宜，有条件者应同时抬高伤处肢体，且压迫时间不宜过长。如手指出血时可同时压迫指根部两侧的指动脉达到止血目的。

2. 包扎止血法　对于伤口表浅，仅有小血管或毛细血管损伤，出血量少时可采用包扎止血法。对于体表及四肢的小动脉，中、小静脉或毛细血管出血，可采用加压包扎止血法，同时抬高出血部位肢体可提高止血效果。

（1）加压包扎止血法　将无菌敷料或衬垫覆盖在伤口上，覆盖面积要超过伤口周边至少 3cm，用手或其他材料（如绷带、三角巾、网套等）在包扎伤口的敷料上施加一定压力，从而达到止血目的。

(2)间接加压止血法　对于伤口内有异物(如小刀、玻璃片等)残留时,应保留异物,并在伤口边缘用敷料等将异物固定,然后用绷带、三角巾等对伤口边缘的敷料进行加压包扎。

(3)加垫屈肢止血法　对于四肢出血量较大、肢体无骨折或无关节脱位者可选用此方法,但应每隔40~50min缓慢放松3min左右,同时注意观察肢体远端的血液循环,防止肢体缺血坏死。

上臂出血:在腋窝放置纱布垫或毛巾等,前臂屈曲于胸前,再用绷带或三角巾将上臂固定在前胸。

前臂出血:在腋窝处放置纱布垫或毛巾等,屈曲肘关节,再用绷带或三角巾屈肘位固定。

小腿出血:在腋窝放置纱布垫或毛巾等,屈曲膝关节,再用绷带或三角巾屈膝位固定。

大腿出血:在大腿根部放置纱布垫或毛巾等,屈曲髋关节与膝关节,用绷带或三角巾将腿与躯干固定。

(4)填塞止血法　对于四肢有较深、较大的伤口或非贯通伤、穿透伤可用消毒的纱布等敷料填塞在伤口内,再用加压包扎法包扎。躯干部出血禁用此法。

(5)止血带止血法　止血带止血法适用于四肢有较大血管损伤或伤口大、出血量多,采用加压包扎等其他方法仍不能有效止血时。目前常用的止血带有橡皮止血带、卡式止血带、充气式止血带和旋压止血带等,在紧急情况时也可使用绷带、三角巾、布条等代替止血带。止血带不能直接扎在皮肤上,使用止血带前,应先在止血带下放好衬垫。

橡皮止血带:以左手的拇指、示指和中指持止血带的头端,将长的尾端绕肢体一圈后压住头端,再绕肢体圈,用左手示指和中指夹住尾端后将尾端从两圈止血带下拉出,形成一个活结。如需放松止血带,只需将尾端拉出即可。

卡式止血带(表带式止血带):将止血带缠在衬垫上,一端穿进扣环,一手固定扣环,另一手拉紧止血带至伤口不出血。需要放松时用手按压扣环上的按钮,解开按压开关即可。近年研究结果显示,该方法止血效果欠佳。

充气式止血带(气囊止血带):依据血压计袖带原理,有显示止血带压力大小的装置,压力均匀可调,止血效果好,有手动充气和电动充气等种类。使用时将止血带缠在衬垫上,充气后起到止血作用。

旋压止血带:由摩擦带扣、旋棒、固定带、自粘带和C形锁扣组成,使用时将止血带环套于肢体,拉紧自粘带,转动旋棒加压并固定于C形锁扣内。旋压止血带通过旋转绞棒增加布带局部压力以达到止血目的。

在没有上述止血带的紧急情况下可临时使用布料止血带(绞棒止血带)。布料止血带止血原理与旋压止血带类似。使用时将三角巾、围巾或领带等布料折成带状,绕伤肢一圈,打活结,取绞棒(小木棍、竹根、笔等)穿在布带的外圈内,提起绞棒拉紧,将绞棒按顺时针方向拧紧,将绞棒一端插入活结环内,最后拉紧活结并与另一头打结固定。

止血带使用不当可造成神经、软组织或肌肉的损伤,甚至危及伤员生命,因此,使用止血带时应掌握使用的注意事项:①材料选择。能显示压力的充气式止血带止血效果较好。禁止使用铁丝、电线等代替止血带。②部位恰当。止血带应扎在伤口的近心端,并尽量靠近伤口,但不强调“标准位置”的限制(以往认为上肢出血应扎在上臂的上1/3

处，下肢应扎在大腿的中上部），也不受前臂和小腿的“成对骨骼”的限制。③压力适当。扎止血带松紧度要适宜，以出血停止、远端摸不到动脉搏动、止血带最松状态为宜。一般的压力标准为上肢 250 ~ 300mmHg，下肢为 300 ~ 500mmHg。④标记明显。使用止血带的伤员应在其手腕或胸前衣服上做明显的标记，注明止血带使用的时间（24h 制），以便后续医护人员继续处理。⑤控制时间，定时放松。扎止血带时间越短越好，总时间不应超过 5h。使用过程中应每隔 0.5 ~ 1h 放松 1 次，每次放松 2 ~ 3min，放松止血带期间需用其他方法临时止血，放松后再在稍高的平面扎止血带。但 2014 年美国野外医学会《关于恶劣环境下伤口初步处理指南》也指出：不推荐以间断提供肢体灌注为单纯的目的而松开止血带。⑥做好松解准备。在松止血带前应补充血容量，做好抗休克和止血用器材的准备。

二、包扎术

伤口是细菌入侵人体的门户，如果伤口被细菌污染，可能会引起相应细菌的感染，危害伤员健康甚至危及生命，所以，受伤后应对伤口进行包扎。包扎的目的包括保护伤口、防止进一步污染，固定敷料和骨折位置，压迫止血、减轻疼痛，保护内脏和血管、神经、肌腱等重要解剖结构，有利于转运和进一步治疗等。快速、准确地将伤口用纱布、绷带、三角巾或其他现场可以利用的布料等包扎，是创伤急救的重要环节，应用广泛。

（一）适应证

体表各部位的伤口，除外需采用暴露疗法者（如厌氧菌感染、犬咬伤等)。

(二)用物准备

常用的材料有无菌敷料、尼龙网套、各种绷带、三角巾、四头带或多头带、胸带、腹带、胶布、别针或夹子等。在紧急情况下可就地取材,干净的衣服、毛巾、床单、领带、围巾等可作为临时包扎的材料。

(三)操作步骤

常用的包扎方法有尼龙网套包扎法、绷带包扎法、三角巾包扎法、胸带包扎法、腹带包扎法等。

1. *尼龙网套包扎法* 尼龙网套具有较好的弹性,使用方便。头部及四肢均可使用其包扎。包扎前先用敷料覆盖伤口并固定,再将尼龙网套套在敷料上,使用过程中应避免尼龙网套移位。

2. *绷带包扎法* 绷带有纱布绷带、弹力绷带、自粘绷带、石膏绷带等种类。纱布绷带有利于伤口渗出液的吸收,弹力绷带适用于关节部位损伤的包扎。绷带包扎是包扎技术的基础,有固定敷料和夹板、加压止血、制动止痛、减少组织液的渗出和促进组织液的吸收、促进静脉回流等作用。

在使用绷带前,应以无菌敷料覆盖伤口。使用绷带时,一手拿绷带的头端并将其展平,另一手握住绷带卷,由伤员肢体远端向近端包扎,用力均匀。在开始包扎时应先环绕2圈,并将绷带头折回,在绕第二圈时将其压住。包扎完毕后应在同一平面环绕2~3周,然后将绷带末端剪成两股打结或用胶布固定。绷带包扎的常用方法及适用范围见表7-1。

表7-1 绷带包扎常用方法

名称	包扎方法	适用范围
环形包扎法	将绷带做环形缠绕	包扎的开始与结束时和包扎粗细均匀的部位,如颈、腕、胸、腹等处
蛇形包扎法	以环形法起始,再以绷带宽度为间隔,斜形向上,各周互不遮盖	固定夹板、简单固定或需要由一处迅速延伸至另一处时
螺旋形包扎	以环形法起始,再稍微倾斜螺旋向上缠绕,环绕时每周压住前一周的1/3~1/2	包扎直径基本相同的部位,如四肢、躯干等
螺旋反折包扎法	以环形法起始,再螺旋向上缠绕时每一圈均将绷带向下反折,并遮盖上一周的1/3~1/2,反折时,以左手拇指按住绷带上面的正中处,右手将绷带向下反折。向后绕并拉紧。反折部位应位于同一轴线并避开伤口或骨突处	肢体上下直径不等部位的包扎,如小腿、前臂等
"8"字包扎法	在伤口上下,将绷带自下而上、再自上而下,重复做"8"字形旋转缠绕,每周遮住上一周的1/3~1/2	直径不一致的部位或屈曲的关节处,如肘、手掌、踝、膝盖等。选用弹力绷带最佳
回返式包扎法	由助手或自己一手在后面将绷带固定住,反折后绷带由后部经肢体顶端或截肢残端向前,也由助手或自己一手在前面将绷带固定住,再反折向后,如此反复包扎,每一来回均覆盖前一周1/3~1/2,直至包住整个伤处顶端,最后将绷带再环绕数周把反折处压住固定	头顶部、肢体末端或断肢部位

3. 三角包扎法　常用的三角巾为底边 130cm，两边各 85cm 的等腰三角形，顶角上有长约 45cm 的带子。把三角巾的顶角折向底边中央，然后根据需要可将三角巾折叠成 3 横指或 4 横指宽窄的条带状。燕尾式是指将三角巾的两底角对折并错开，形成夹角。将 2 块三角巾顶角打结在一起可成蝴蝶式。进行三角巾包扎前，应在伤口垫上敷料。常用三角巾包扎方法如下：

(1)头面部

头顶部包扎法：将三角巾的底边折叠成两横指宽，正中置于伤员前额齐眉处，顶角经头顶垂于枕后，将三角巾的两底角经耳上拉向头后部交叉，压住顶角后再绕回前额打结。最后将顶角拉紧，折叠后嵌入底边内。

风帽式包扎法：在顶角、底边中点各打一结，将顶角结放在额前，底边结置于枕后，然后将两底边拉紧并向外反折数道折后，交叉包绕下颌部后绕至枕后，在预先做成的底边结上打结。

面具式包扎法：三角巾顶角打结套在领下，罩住面部及头部，将底边两端拉紧至枕后交叉，再绕回前额打结。在眼、鼻、口部各剪一小口。

下颌包扎法：将三角巾折成约 4 横指宽的带状，留出顶角的带子，置于枕后，两端分别经耳下绕向前，一端托住下颌，至对侧耳前与另一端交叉后在耳前向上绕过头顶，另一端交叉后向下绕过下颌经耳后拉向头顶，然后两端和顶角的带子一起打结。此方法亦可用于下颌骨折的临时固定。

(2)肩部

单肩燕尾巾包扎法：将三角巾折叠成燕尾式，燕尾夹角约90°,燕尾夹角对准伤侧颈部,大片在后压住小片,燕尾底边两角包绕上臂上部打结,拉紧燕尾两尾角,分别经胸、背部至对侧腋下打结。

双肩燕尾巾包扎法:将三角巾叠成两燕尾等大的燕尾巾,夹角约100°左右,将夹角朝上对准颈后正中部,燕尾披在双肩上,两燕尾角分别经左右肩拉到腋下与燕尾底角打结。

(3)胸部和臀部

胸部三角巾(单侧)包扎法:将三角巾顶角越过伤侧肩部,垂于背后,使三角巾底边中央位于伤部下方,底边反折约两横指,两底角拉至背后打结,再将顶角上的带子与底角结打至一起。

胸部燕尾巾(双侧)包扎法:将三角巾折成燕尾巾,燕尾夹角约100°,在底边反折后横放于胸前,夹角对准胸骨上角,两燕尾角向上过肩,分别放在两肩上并拉到颈后打结,再用顶角带子绕至对侧腋下打结。

单臀(腹部)三角巾包扎法:将三角巾折叠成燕尾式,燕尾夹角约60°朝下对准外侧裤线,伤侧臀部的大片在后,压住前面的小片,顶角与底边中央分别过腹腰部到对侧打结,两底角包绕伤侧大腿根部打结。侧腹部包扎时,将三角巾的大片置于侧腹部,压住后面的小片,其余操作方法与单侧臀部包扎相同。

双臀蝴蝶巾包扎法:用两块三角巾连接成蝴蝶巾(将两三角巾顶角打结),将打结部放在腰骶部,底边的上端在腹部打结后,下端由大腿后方绕向前,与各自的底边打结。

(4)四肢

上肢三角巾包扎法:将三角巾一底角打结后套在伤侧

手上,结的余头留长些备用,另一底角沿手臂后方拉至对侧肩上,顶角包裹伤肢后,顶角带子与自身打结,将包好的前臂屈到胸前,拉紧两底角打结。

上肢悬吊包扎法:将三角巾底边的一端置于健侧肩部,屈曲伤侧肘80%左右,将前臂放在三角巾上,然后将三角巾反向上折,使底边另一端到伤侧肩部,在颈后与另一端打结,将三角巾顶角折平打结或用安全别针固定,此为大悬臂带。也可将三角巾折叠成带状,悬吊伤肢,两端于颈后打结,即为小悬臂带。

手(足)三角巾包扎法:将手(足)放在三角巾上,手指或脚趾对准三角巾顶角,将顶角折回盖在手背或足背上,折叠手(足)两侧三角巾使之符合手(足)的外形,然后将两底角绕腕(踝)部打结。

足与小腿三角巾包扎法:将足放在三角巾的一端,足趾朝向底边,提起顶角和较长的一底角包绕小腿后于膝下打结,再用短的底角包绕足部,于足踝处打结。

4. 腹带包扎　腹带的构造为中间有包腹布,两侧各有5条带脚相互重叠。使用时,伤员平卧,把腹带从伤员腰下递至对侧的助手,将包腹布紧贴伤员腹部包好,再将左右带脚依次交叉重叠包扎,最后在中腹部打结或以别针固定。注意:创口在上腹部时应由上向下包扎,创口在下腹部则应由下向上包扎。

5. 胸带包扎　胸带比腹带多两根竖带。包扎时先将两竖带从颈旁两侧下置于胸前,再交叉包扎横带,压住竖带,最后固定于胸前。

(四)注意事项

1. 伤口包扎前应先检查,简单清创并盖上消毒敷料,然后再包扎。

2. 包扎效果确切,包扎要牢固,松紧适宜。包扎部位要准确、严密,不遗漏伤口。有包扎过紧的表现时应立即松解,重新包扎。

3. 包扎时做好防护,禁止用未戴手套的手直接触及伤口,避免用水冲洗伤口(有特殊处理要求的伤口除外),禁止将脱出体外的内脏还纳。包扎时伤员取舒适体位,伤肢取功能位、皮肤皱褶处与骨隆凸处要用棉垫或纱布做衬垫。

4. 包扎方向应从远心端向近心端,以利于静脉血液回流。包扎四肢时,应将指(趾)端外露,以便于观察血液循环。

5. 绷带固定时的结应放在肢体外侧面,严禁在伤口、骨隆凸处和易于受压的部位打结。

6. 解除包扎时应先解开固定结或取下胶布,然后以两手相互传递松解。必要时可用剪刀剪开或刀片割开。

三、固定术

固定术主要用于骨折的伤员。骨折是指骨的完整性或连续性中断。及时、准确的固定有助于减少骨折部位活动,减轻疼痛,避免血管、神经、骨骼及软组织的进一步损伤,预防休克,为伤员的进一步搬运提供有利条件。

(一)适应证

所有四肢骨折均应进行固定,锁骨、脊柱、骨盆等出现骨折时也应进行相应的固定。

(二)用物准备

夹板和石膏、绷带是四肢骨折最理想的固定材料。夹板的类型有木质、金属、充气性塑料夹板或以树脂为材料制成的可塑性夹板。卷式夹板一般卷成圆柱状,方便携带,是一种由高分子材料与金属材料复合而成的软式夹板,柔中带有强度,可随意塑造成型,附体性好,感觉舒适,尤其适宜四肢、颈等部位骨折的外固定,配合绷带一起使用,起到肢体或关节的快速固定作用,X 线可透。卷式夹板尺寸可以根据不同的要求用剪刀裁剪或生产。紧急情况下可因地制宜,使用健侧肢体、树枝、竹片、木棒、厚纸板、报纸卷等代替。

石膏绷带主要由纱布绷带和熟石膏粉制成,经水浸泡后可在一定时间内硬化定型,有很强的塑形能力,稳定性好。石膏绷带的类型有传统医用石膏绷带、粘胶石膏绷带和高分子石膏绷带(高分子夹板)等。高分子石膏绷带因具有硬化快、透 X 线性能好、防水、透气、重量轻、硬度大等优势,临床应用越来越广泛。固定时还需要使用敷料,如棉花、纱布、衣服等,同时需要三角巾、绷带、腰带、头巾、绳子等。其他部位骨折可能需要用到锁骨固定带、颈托、脊柱板等。

(三)操作步骤

1. 四肢固定

(1)上臂骨折　无夹板时,上臂自然下垂,用三角巾固定在胸侧,用另一条三角巾将上臂呈 90°悬吊于胸前。有一块夹板时,夹板置于上臂外侧,有两块夹板时,夹板分别置于上臂的后外侧和前内侧。用带子固定骨折的上、下端。屈曲肘关节90°,用上肢悬吊包扎法将上肢悬吊于胸前。

(2)前臂骨折　无夹板时,将伤侧前臂屈曲,手端略高,用三角巾悬挂于胸前,再用一条三角巾将伤臂固定于胸前。夹板固定时,使伤侧肢体屈曲90°,拇指在上。只有一块夹板时置于前臂外侧,有两块夹板时,分别置于前臂内外侧,用绷带固定骨折的上、下端和手掌部,再用大悬臂带将上肢悬吊于胸前。若使用充气式夹板,可将夹板套于前臂,通过充气孔充气固定。

(3)大腿骨折　取两个夹板,长夹板置于腋窝至足跟,短夹板置于大腿根部至足跟;在腋下、膝关节、踝关节等骨隆凸部放棉垫保护,空隙处用柔软物品填实;用绷带固定7个部位,先固定骨折上下两端,再固定腋下、腰部、髋部、小腿及踝部;足部用绷带"8"字形固定,使脚掌与小腿成直角功能位。如只有一块夹板则放于伤腿的外侧,从腋下至足部,内侧夹板用健肢代替,固定方法同上。若无夹板,可将两下肢并紧,中间加衬垫,将健侧肢体与伤肢分段固定在一起。

(4)小腿骨折　取两个夹板,长夹板置于患腿外部从髋关节至外踝,短夹板从大腿根部内侧至内踝;在膝关节、踝关节等骨隆凸部放置棉垫保护,空隙处用柔软物品填实;用绷带固定5个部位,先固定骨折上下两端,再固定髋部、大腿及踝部;足部用绷带"8"字形固定,使脚掌与小腿成直角功能位。无夹板时,也可用大腿无夹板固定的方法。

2. 锁骨骨折　可使用锁骨固定带,伤员取坐位挺胸,固定人员用一膝顶在伤员背部两肩胛骨之间,两手把伤员的肩逐渐往后拉,使胸尽量前挺,然后安放锁骨固定带并调节松紧度。

3. 脊柱骨折

(1)颈椎骨折　颈托与脊柱板联合固定,适用于有颈椎损伤者。

颈托的使用:用手固定伤员头部为正中位;将五指并拢,测量伤员锁骨至下颌角之间的宽度(颈部高度),根据伤员颈部的高度选择合适的颈托或调节颈托至合适的宽度;先将颈托上固定红点对准一侧下颌角,固定颈托于下颏部,另一侧从颈后环绕,两端粘贴固定。

脊柱板固定:双手牵引伤员头部恢复颈椎轴线位后上颈托;保持伤员身体长轴呈一直线侧翻,放置脊柱固定板,将伤员平移至脊柱固定板上;将头部固定,双肩、骨盆、双下肢及足部用宽带固定在脊柱板上,避免运送途中颠簸或晃动。

(2)胸腰椎骨折　单纯胸椎、腰椎骨折时,禁止伤员站立、坐起或脊柱扭曲,以免加重损伤。固定方法同颈椎骨折的脊柱板固定术,如无颈椎骨折,可不必上颈托。

4. 骨盆骨折　固定伤员仰卧位,在双侧膝下放置软垫,膝部屈曲以减轻骨盆骨折引起的疼痛,用宽布带从臀后向前绕骨盆,捆扎紧,在下腹部打结固定;双膝间放置衬垫,用绷带捆扎固定。

(四)注意事项

1. 伤口先处理再固定　如有出血和伤口,应先止血和包扎,再行骨折固定术;露出的骨折断端在未经清创时不可还纳伤口内。

2. 加必要的衬垫　夹板不可直接接触皮肤，其间要加衬垫，尤其在夹板两端、骨隆凸处和悬空部位应加厚垫。

3. 夹板长度合适　夹板长度与宽度要与骨折的肢体相适应。下肢骨折夹板长度须超过骨折上、下两个关节，即“超关节固定”原则；固定时除骨折部位上、下两端外，还要固定上、下两关节。

4. 固定效果确切，便于观察　固定应松紧适度，牢固可靠，但不影响血液循环。固定肢体时，要将指（趾）端露出，以便观察末梢血液循环情况。

5. 注意保护患肢　固定后应尽量减少不必要的活动。

四、搬运术

创伤急救术中的搬运是指将伤员从事发现场移动到担架、救护车等过程。其目的是使伤员尽快脱离危险环境，防止病情加重或再次损伤，尽快使伤员获得专业的救护以最大限度地挽救生命，减少伤残。搬运过程中要求救护人员掌握正确的救护搬运知识和技能。

（一）适应证

转移活动受限的伤员。

（二）用物准备

担架是搬运的常用工具，目前常用的担架有很多种类型。折叠楼梯担架适用于在狭窄的走廊、曲折的楼梯等处的搬运。铲式担架常用于脊柱损伤伤员的搬运。真空固定垫可以自动（或打气/抽气）成型，并根据伤员的体型将其固定在垫中，再用担架搬运。漂浮式吊篮担架可使固定于其上的伤员头部完全露在水面上,适用于海上救护。脊柱固定板适用于脊柱骨折伤员的搬运。帆布担架适用于内科疾病患者。紧急情况下可以使用徒手搬运的方法,或用临时制作的替代工具,如毛毯、绳索、门板等自制简易担架用于搬运,但不可因寻找搬运工具而贻误搬运时机。

(三)操作方法

1.伤员的移动

(1)从驾驶室移出伤员　一名救护者双手抱住伤员头部两侧,向上轴向牵引颈部,有条件者戴上颈托;另一名救护者轴向牵引伤员双踝部,使双下肢伸直;第三、四名救护者双手托伤员肩背部及腰臀部,使伤员脊柱保持中立位,平稳将伤员搬出。

(2)从倒塌物下移出伤员　迅速清除压在伤员身上的泥土、砖块、水泥板等倒塌物,清除伤员口腔、鼻腔中的泥土及脱落的牙齿,保持呼吸道通畅;一名救护者双手抱紧伤员头部两侧并向上轴向牵引颈部,另一名救护者轴向牵引伤员双踝部,使双下肢伸直;第三、四名救护者双手托伤员肩背部及腰臀部,使伤员脊柱保持中立位,四人同时用力,平稳将伤员搬出。

(3)床至平车之间的转移　如需将伤员在床和平车之间相互转移,可使用单人、双人或多人搬运法(详见护理学基础教材相关章节)。目前临床有过床易(也称医用过床器)的使用。过床易是以中部可折叠的长方形支架为中心,长轴的两端有把手,外面有一层光滑、防水的布类材料。防水布的表面光滑,能够来回拉动。滑材由质地硬度强,承受力大、韧性好、不易变形的材料制成。将伤员由床移至平车，使用时使平车与床平行并紧靠床边，平车与床的平面处于同一水平面，固定平车，床侧（甲）和平车侧（乙）各站一人。由甲两手各扶持伤员的肩部和臀部，将伤员侧搬向甲侧30°左右，乙将过床易滑入伤员身体下方1/3或1/4处，甲托住伤员的肩部和臀部向上45°左右用力慢慢将伤员推向乙侧，先向上用力，再向对侧轻推，乙托住伤员的肩部和臀部，并向自己侧轻拉。当伤员完全过床到平车上时，乙两手扶持伤员的肩部和臀部，将伤员侧搬向乙侧，并侧卧30°左右，甲将过床易由伤员身体下拉出。

2. 常用搬运方法

（1）徒手搬运　适用于转运路程较近、现场无担架、病情较轻的伤员。

单人搬运法：包括扶持法、抱持法、爬行法、侧身匍匐法、牵拖法和背负法等。

双人搬运法：有椅托式搬运法、拉车式搬运法、平台（平抱）搬运法和桥式搬运法等。

多人搬运法：三人可并排将伤员平抬起，齐步向前。第四人可负责固定头部。多于四人时可面对面，将伤员平抱进行搬运。

（2）担架搬运　是最常用的搬运方法，适用于病情较重、转移路途较长的伤员。担架搬运的动作要领为：由3～4人组成一组，将伤员移上担架，伤员头部向后，足部向前，以便后面的担架员能随时观察病情变化；伤员要固定于担架上；担架员脚步行动要一致，平稳向前；向高处抬时，前面的担架员要放低，后面的担架员要抬高；向低处抬时则相反。

一般情况下伤员应采取平卧位，昏迷伤员头部应偏向一侧。

(3)脊柱板固定搬运法　脊柱固定板主要适用于存在或怀疑脊柱损伤患者的固定和搬运。近年来研究表明，合理利用脊柱固定板可有效减少脊柱损伤患者因搬运不当而造成的再次损伤。应用脊柱板搬运前先将患者双上肢贴于躯干两侧，双下肢并拢，应用“头锁”手法固定患者头部的同时，适度向上均匀用力牵引患者头颅，以调节患者的头部位置(患者头部位置原则上应调节为鼻尖在正中线上，下颌上抬)，然后采用颈托固定患者颈椎。颈托安装完成后将脊椎固定板直接置于患者背后，头部采用头部固定器固定到脊柱板上，躯干及四肢均采用脊柱板附带的约束带固定，确保身体长轴固定在同一直线上。搬运前检查所有固定带是否固定完好并查看患者呼吸情况。搬运时应平稳抬起伤者，保持脊柱制动，避免运送途中颠簸或晃动，并密切观察头颈部及呼吸情况。

3. 特殊伤员搬运方法

(1)腹腔脏器脱出伤员的搬运　将伤员双腿回曲，腹肌放松，防止内脏继续脱出。已脱出的内脏严禁回纳腹腔，以免引起感染。取腰带或者三角巾做成略大于脱出物的环行圈，围住脱出的内脏，再用大小合适的碗或其他合适的替代物将内脏和环行圈一并扣住，最后用腹部三角巾包扎法包扎。包扎后伤员取仰卧位，下肢屈曲，膝下垫枕，注意腹部保暖，然后再进行搬运。

(2)骨盆骨折　搬运前先固定伤员骨盆，三名救护者位于伤员的同侧下蹲，一人位于伤员胸部，一人位于腿部，一人专门保护骨盆。三人同时双手平伸，同时用力，抬起伤员，放于硬板担架并固定，膝微屈，膝下加垫，骨盆两侧用沙袋或衣物等固定，防止途中晃动。

(3)脊柱、脊髓损伤伤员的搬运　搬运此类伤员时，应保持伤员脊柱伸直，严禁颈部与躯干前屈或扭转。对于颈椎伤的伤员，一般由 4 人一起搬运，4 人均单膝跪地，1 人在伤员的头部，双手掌抱于头部两侧轴向牵引颈部，另外三人在伤员的同一侧(一般为右侧)，分别在伤员的肩背部、腰臀部、膝踝部。双手掌平伸到伤员(身体下)的对侧，4 人同时用力，保持脊柱为中立位，平稳将伤员抬起，放于脊柱板上，上颈托后再用带子分别将伤员胸部、腰部、下肢固定于脊柱板上。对于胸、腰椎伤的伤员，可由 3 人于伤员身体同侧搬运，方法与颈椎损伤伤员相同。

(4)身体带有刺入物　应先包扎伤口，妥善固定好刺入物后方可搬运。搬运途中避免震动、挤压、碰撞，防止刺入物脱出或继续深入。刺入物外露部分较长时，应有专人负责保护。

(四)注意事项

1. 应当根据不同的伤情和环境采取不同的搬运方法，搬运动作应轻巧、敏捷、步调一致，避免强拉硬拽、震动等。

2. 注意保护脊柱，疑有脊柱骨折时应注意始终保持脊柱的轴线位。

3. 搬运途中注意安全，观察伤员的伤势与病情变化，防止皮肤压伤或缺血坏死。将伤员妥善固定在担架上，防止头颈部扭动和过度颠簸。

第八节 机械通气

一、有创机械通气

有创机械通气是通过建立人工气道，对患者进行呼吸功能支持的治疗手段。机械通气的生理学作用包括改善肺泡通气，改善氧合，提供吸气末压（平台压）和 PEEP 以增加吸气末肺容积（EILV）和呼气末肺容积（EELV），降低呼吸功耗，缓解呼吸肌疲劳。

（一）适应证

1. 意识障碍、气道保护能力差的患者。

2. 呼吸形态异常的患者，如：呼吸频率 >35 ~40/min 或 <6 ~8/min，呼吸节律异常，自主呼吸微弱或消失。

3. 血气分析提示严重通气和（或）氧合障碍的患者，$PaCO_2$ <50mmHg，尤其是充分氧疗后仍 <50mmHg；$PaCO_2$进行性升高，pH 动态下降。

4. 严重的脏器功能不全的患者，如上消化道大出血、血流动力学不稳定等。

5. 经无创呼吸机治疗后病情无改善，或仍继续恶化的患者。

（二）禁忌证

有创机械通气无绝对禁忌证，但患者出现下列情况时可能会导致病情加重：①气胸及纵隔气肿未行引流；②肺大疱和肺囊肿；③低血容量性休克未补充血容量；④严重 DIC 有出血倾向、大咯血、呼吸道积血等肺出血症状；⑤气管 - 食管瘘；⑥急性心肌梗死合并严重心源性休克或心律失常者等。

但在出现致命性通气和(或)氧合障碍时，应积极处理原发病，同时不失时机地应用机械通气。

(三)操作方法

1. 操作准备

(1)评估患者并解释操作事宜　评估患者年龄、病情、意识状况及呼吸道情况，明确有创机械通气指征，并根据患者病情及治疗需求建立合适的人工气道。向清醒患者及家属解释使用呼吸机的目的、注意事项等。调整至舒适体位，若无禁忌证，床头至少抬高30°～45°。

(2)环境准备　温度适宜、光线充足、环境安静。

(3)护士准备　衣帽整洁，修剪指甲，卫生手消毒，戴口罩。

(4)患者准备　去枕、取头后仰体位。

(5)用物准备　气管内插管相关用物、呼吸机、灭菌注射用水、听诊器、手消毒液、护理记录单。

2. 操作步骤

(1)根据病情明确有创机械通气指征，判断是否有相对禁忌证，积极处理。

(2)检查呼吸机　连接电源及各管路，打开呼吸机及湿化器电源开关，检查呼吸机是否完好备用，管路是否连接紧密。湿化器内倒入适量灭菌注射用水。

(3)调节呼吸机相关参数

①确定机械通气方式(IPPV、IMV、CPAP、PSV、ASV、SIMV、BIPAP)。

②潮气量(VT)和通气频率(f):成人预设的VT一般为5～15ml/kg,f为15～25/min,心肺复苏患者为10～12/min。

③吸呼气时间比(I∶E):通常设置为1∶(1.5～2)。

④吸气流速:定容型通气模式需设置吸气流速,成人为40～100L/min,婴儿为4～10L/min。

⑤设定FiO_2:一般从30%～40%开始,根据患者的PaO_2的变化逐渐增加。长时间机械通气时不超过50%～60%。

⑥设定PEEP:当FiO_2>0.6而PaO_2仍小于60mmHg时,应加用PEEP,并将FiO_2降至0.5以下。应用恰当的PEEP来保持肺开放,调节原则为从小渐增。

⑦确定高压报警限:气道压力限制一般调在维持正压通气峰压之上5～10cmH_2O,一般设置在40cmH_2O。

(4)呼吸机连接膜肺试行通气,确认工作状态正常后,与人工气道相连接。

(5)听诊双肺呼吸音,观察胸廓起伏,检查通气效果。

(四)注意事项

1.密切监测患者意识状况、吞咽、咳嗽反射、瞳孔及生命体征变化,发现异常及时通知医生,对症处理。

2.定期检测动脉血气分析,根据结果调整呼吸机参数。

3.对于进行镇静治疗的机械通气患者,需要每天停用镇静剂判断患者的意识状态。

4.加强人工气道管理,观察患者有无并发症发生,积极预防和处理。

二、无创机械通气

无创正压通气（noninvasive positive pressure ventilation，NPPV）是指无须建立人工气道的正压通气，常通过鼻/面罩等方法连接患者。通过改善肺通气及肺换气功能、降低呼吸功能，对呼吸衰竭患者提供有效的呼吸支持。

（一）适应证

有明显呼吸困难、常规氧疗方法不能维持氧合或仍继续恶化的患者。患者有较好的意识状态、咳痰能力、自主呼吸能力、良好的配合能力并且血流动力学稳定。

（二）禁忌证

1. 意识障碍。
2. 呼吸微弱或停止，排痰无力。
3. 严重的脏器功能不全。
4. 未经引流的气胸或纵隔气肿。
5. 严重腹胀。
6. 上呼吸道或颌面部损伤、手术、畸形。
7. 不能配合无创机械通气或使用面罩不适。

（三）操作方法

1. 操作准备

（1）评估患者并解释操作事宜　评估患者年龄、病情、意识状况、呼吸道状况及面部皮肤情况，若口腔痰液较多，先予以吸引。明确无创机械通气指征。向患者及家属解释使用呼吸机的目的、注意事项等。调整患者至舒适体位。

(2)环境准备　温度适宜、光线充足、环境安静。

(3)护士准备　衣帽整洁,修剪指甲,卫生手消毒,戴口罩。

(4)患者准备　了解无创机械通气的目的、方法、注意事项及配合方法,取舒适体位。

(5)用物准备　无创呼吸机、不同型号的面罩或鼻罩、灭菌注射用水、听诊器、手消毒液、护理记录单。

2. 操作方法

(1)明确无创机械通气指征,携用物至床旁。

(2)连接电源及各管路,打开呼吸机及湿化器电源开关,检查呼吸机是否完好备用,管路是否连接紧密。湿化器内倒入适量灭菌注射用水。

(3)调节呼吸机相关参数

①确定机械通气方式:持续气道正压(CPAP)、双水平气道正压(BiPAP)。

②分别设定合适的压力、呼吸频率、吸呼比、吸氧浓度及压力上升时间。BiPAP 模式另需设置吸气压(IPAP),呼气压(EPAP)及后备控制通气频率。

(4)固定头带,保持面罩或鼻罩紧密贴合在患者面部。

(四)注意事项

1. 使用 NPPV 治疗时,应经常巡视观察,除询问患者呼吸的舒适度外,还要观察患者的客观反应,如意识、经皮血氧饱和度、呼吸频率、心率、有无发绀及并发症的发生等,定时监测血气,以利于及时调整呼吸机参数。

2. 与面罩接触的面部皮肤发生过敏、肿胀、破溃甚至坏死，是最常见的并发症，可在面罩与皮肤接触处涂抹糊膏或垫敷料，保护局部皮肤，避免受压。

3. 在患者应用 NPPV 1 ~2h（短期）病情不能改善，并且进行性恶化时应立即转为有创通气。

4. 密切监测患者的腹部体征的变化，告知患者尽量不要在行 NPPV 过程中讲话；如果患者出现急性胃膨胀症状，可以给予胃肠减压以减轻症状。

5. 意识状态较差有误吸危险的患者尽量避免使用 NPPV，以防止误吸。

6. 另外，饱餐后不要立即给予 NPPV，避免误吸。

7. 对于清醒患者给予治疗指导和心理护理。

参考文献

[1]陈孝平,汪建平.外科学.8版.北京:人民卫生出版社,2016.

[2]崔焱.儿科护理学.5版.北京:人民卫生出版社,2012.

[3]杜亚明,刘怀清,唐维海.实用现场急救技术.北京:人民卫生出版社,2014.

[4]金静芬,刘颖青.急诊专科护理.北京:人民卫生出版社,2018.

[5]李乐之,路潜.外科护理学.6版.北京:人民卫生出版社,2017.

[6]沙丽,普春丽,孟月仙.实用急诊护理管理与临床实践.昆明:云南科技出版社,2018.

[7]史冬雷.北京协和医院急诊护士值班手册.北京:中国协和医科大学出版社,2016.

[8]童培建.创伤急救学.北京:中国中医药出版社,2016.

[9]魏宪纯.创伤急救.3版.北京:人民卫生出版社,2014.

[10]席淑新,赵佛容.眼耳鼻咽喉口腔科护理学.4版.北京:人民卫生出版社,2017.

[11]徐国英.急诊护理必备.北京:北京大学医学出版社,2012.

[12]闫波.急救与自救.北京:北京大学医学出版社,2013.

[13]于学忠,黄子通.急诊医学.北京:人民卫生出版社,2015.

[14]张波,桂莉.急危重症护理学.4版.北京:人民卫生出版社,2017.

[15]赵伟波,苏勇.实用急诊科护理手册.北京:化学工业出版

社,2019.

[16]赵毅,陈冬梅. 急诊科护士规范操作指南. 北京:中国医药科技出版社,2016.

[17]金静芬,陈水红,孙红,等. 急诊预检分级分诊标准[J]. 中华急诊医学杂志,2016,25(04):415 -417.

[18]史冬雷,刘晓颖,周瑛. 急诊预检分诊专家共识[J]. 中华急诊医学杂志,2018,27(06):599 -604.

[19]中华医学会急诊医学分会复苏学组,成人体外心肺复苏专家共识组. 成人体外心肺复苏专家共识. 中华急诊医学杂志[J],2018,27(1):22 -29.

[20]American Heart Association. 2019 American Heart Association focused update on adult and pediatric basic and advanced life support, neonatal life support, and first aid. (2019 -11 -14)[2019 -11 -16]. https://professional. heart. org/professional/ScienceNews/UCM_505083_2019 - Focused - Update - on - AdultPediatric - BasicAdvanced - Life - Support - Neonatal - L. jsp.

[21]Olasveengen TM, de Caen AR, Mancini ME, et al. 2017 international consensus on cardiopulmonary resuscitation and emergency cardiovascular care science with treatment recommendations summary. Circulation, 2017, 136(23):e424 -e440.